世界の医師が注目する

最高の食養生

「食」による病気治療と予防の効果

鶴見隆史〔著〕

JN194359

まえがき

食事が悪いと病気になりますし、食事がよいと病気を防ぐだけでなく、治ったりします。食物の摂り方が人間の健康にきわめて重要なことは昔からわかっていました。中国では何千年も昔から「医食同源」といわれていたほどです。「食」と「医」は密接につながっているということです。

日本では江戸時代に貝原益軒という人が食養生（食物養生法）を唱えました。食物の摂り方や正しい心構えについて何冊も書物を書き、亡くなる1年前（1713年）には『養生訓』を著しました。亡くなった歳は84歳。せいぜい50歳が寿命の江戸時代としては異例の長寿でした。

彼はこの書で次のように述べています。

「養生しなければ生まれつき強い体質の人でも早く亡くなる。命の長さは生まれつきの強さ弱さではなく慎んでいるか否かだ」

これは正にそのとおりだと思います。そして彼は、どうすれば健康になって生きられるかの方法を述べています。その内容は、現代でも通用するものとそうでないものがあります。

「食事は大事だが、害することもあるから食べ過ぎないほうがよいだろう」
「お酒は血流をよくし、食欲を増進させ、ストレスを発散させるが、飲み過ぎたらこれほど体に害になるものはない」
「養生の道は心気を養うこと」
などはとてもうなずける教えです。

ところが、食べ過ぎはいけないというのはわかりますが、「睡眠は短いほうがよい」というのはちょっとわかりません。また、具体的にどんな食物をどのくらい食すのがよいかは書いていません。つまり、科学的、普遍的な内容ではないのです。

ただ、食事は大切と思っていたことは間違いありません。どうすればよいかがわからなかったのは江戸時代という昔のことであり、鎖国していた頃であり、先進諸外国から科学的な情報はまったく入ってこなかったのですから、この程度なのは仕方のないことです。彼は食事の養生というより、精神面の養生のほうに重きをおいて説いたのでした。

この食事の良し悪しが病気及び病気の治療には何の関係もないといっている人たちがいます。大学病院などの大半の医師たちがそうなのです。

ところが、食事の良し悪しは病気とは何の関係もないといっていた代表的な国のアメリカが食事の重要性に目を向けたのです。

1977年のマクガバン報告に端を発し、1985年に始まった次の二つの運動はいまやすっかり根づいていきました。

i ベジタリアン運動

ii ノースモーキング運動

さらにアメリカは、保健福祉省や国立がん研究所、対がん協会などの公的機関が次々に手を打ってきました。

1990年代には国立がん協会が「デザイナー・フーズ計画」を発表し、がん予防に効果的な「食品ピラミッド図」を作成して啓蒙活動を開始しました。

1991年には対がん協会が「ファイブ・ア・デイ・キャンペーン」を展開し、「1日5皿（品目）以上の野菜と果物」を摂る運動を始めました（食物量でいえば、1日に野菜350グラム、果物200グラムに相当）。さらに、それぞれの野菜の種類がどのような疾病やがんに効果的であるかということや、病気予防と健康保持のための9項目のポイントなどを具体的に提示したのです。

このようにアメリカは、公的機関が「病気と食物」の関係を明確に認識し、その重要な情報をすぐさま国民に知らしめていきました。

２０１３年からは、「プラントリシャン・プロジェクト」という団体が医師や代替医療家を聴講生として講義する「ヴィーガン大会」が始まりました。この講義は朝から晩まで４日間にわたって、さまざまな研究発表がなされたり、医療現場での臨床報告があったりして大変勉強になる大会です。

私は２０１７年の大会に参加しましたが、９００人も集まり、そのうち医師（ＭＤ）が６００人もいて大変驚きました。２０１８年にはとうとう１０００人を超えたといいます。

このヴィーガン大会に参加した多くの医師が、ヴィーガン食（完全ベジタリアン）を自分のクリニックで治療として患者に指導しているのです。アメリカは食物が病気の大きな原因であることをつかみ、官民がその対策に乗り出してきているのは間違いありません。

２０１８年現在、世の中は大きく変わりました。「真実の栄養学」が次から次へと科学的に解明され、それが世の中に知れわたるようになりました。「何が人間の体によいのか」「何が人間をむしばむ毒的物質なのか」ということが、疫学的な調査や多くの臨床試験などから「証拠（エビデンス）」として明らかになってきたのです。

私は、このような内容の重要性は40年以上も前から知ってはいましたが、昔はエビデンスがなく、患者さんやご家族への説明や説得に苦労しました。

本書では、科学的に明らかになった新たなエビデンスのあるものを含め、人間の食性を人類の歴史などから割り出したり、人間にとって何が理想的な食事かを考察しました。

「こうすれば健康かつ長寿になる」という命題——病気予防、病気治療、健康保持、健康長寿というすべての人間の希求に対する答えは、近代科学でも明らかになりつつある「食養生」にしかないと私は確信しています。実際にこの食養生には前述のプラントリシャン・プロジェクトをはじめ、世界の医師が注目し、そして医療現場で実践し、多くの成果をあげています。

古来から伝えられている食養生の教えに加えて、最新の栄養学・医学・生理学に基づいた科学的根拠のある「最高の食養生」を語ってみたいと思います。

2018年10月

鶴見 隆史

目次◎世界の医師が注目する最高の食養生

第2章　「食」の視点から病気の原因を探究する

第3章　食養生で病気を治す――129

第4章 世界の医師が注目する食養生

序　章　宇宙法則と食養生

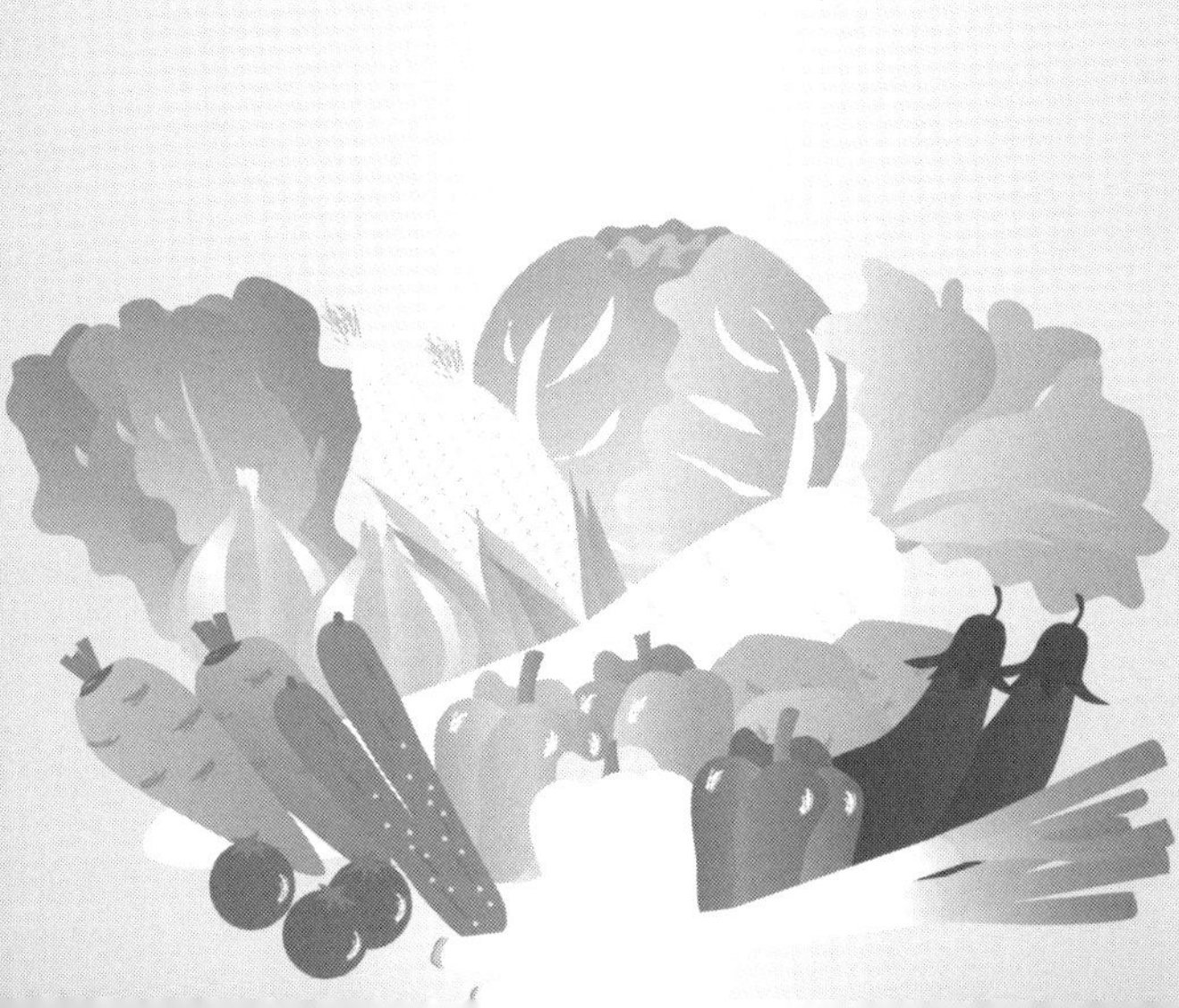

病気というと、がんや糖尿病などの生活習慣病が想起され、これらは加齢とともに中高年層がその対象者というイメージがありますが、同時に「なかなか治らない」というイメージを抱いている人も少なくありません。

実際に日本では、病人が少なくなったなどということはなく、むしろ増え続けています。病気の種類も増え、わけのわからない難病・奇病が出現し、がんの征服などは夢物語の様相です。医師も医療機関も医療機器も医薬品も増えているのに、そして総合的に医療技術は発達しているはずなのに、じつにおかしな現象です。

近年、欧米特にアメリカでは西洋医療離れがずいぶん進んで、西洋医療とは違ったさまざまな治し方で医療を行おうという動きが活発です。

これは、日本では「食養生」という方法になるのですが、以前よりもこうした医療を望む患者さんが増えてきました。

従来型の西洋医療に対して、食養生や欧米の新しい医療では、まず病気の「原因」を追究し、それによって病状が現れている「結果」があると考えます。そして、慢性病や生活習慣病の原因が「食」にあることがほとんどであり、これを正していくことによって病気を治そうとする方法をとります。

こうした「食」による医療は、それぞれの医師個人の経験的なものでしたが、近年になり科学的な実験や各種の疫学調査、そして医療現場での成果やそれに基づく考究によって、その効果と普遍性が明らかになりつつあります。

ナチュラル・ハイジーン理論とナチュロパシー理論の共通性

アメリカには「ナチュラル・ハイジーン」と呼ばれる生命科学理論があります。1830年頃にアメリカの高名な医師たちによって唱えられた「学問的かつ宇宙法則的に体系づけられた健康法」です。この健康法は「生き物を支配している自然の法則」から見出した理論です。私が思うに、この理論を創始した医師たちは、徳のある高貴な魂の持ち主であったに違いありません。そうでなければ、このような神がかり的な真理は見出せるはずがないからです。

このナチュラル・ハイジーン理論は「真理の医学理論」であると思います。真理とは「神の眼から見た真実」のことであり、普遍性のある内容であるということ。それゆえ、この理論に基づく医療を行えば健康になるに違いないとすらいえるのです。

ナチュラル・ハイジーンは「生命の法則」をもとに理論づけられた医学体系であり、そのルーツは古代ギリシャのヒポクラテスやピタゴラスの自然観を参考にしているようです。アメリカは1800年代からこの理論による医学が地底を這うように静かにそれこそ〝わかる〟人だけに受け入れられてきたようでした。

日本には、2000年を過ぎてアメリカ在住の松田麻美子氏によってこの理論が紹介されました。これまた話のわかる人にとっては福音のような松田氏の本が次から次へと出版されました。そうしてナチュラル・ハイジーンは少しずつ知られるようになっていきました。

2009～2011年にかけて、この理論がさまざまな科学的証拠に基づいて「正しい」と決定づけされる本が松田氏の翻訳によって日本で出版されました。T・コリン・キャンベル博士による『The China Study（和書名：葬られた「第二のマクガバン報告」）』（グスコー出版）です。これは3巻構成でしたが、1冊にまとめた『チャイナ・スタディー』（グスコー出版）も2016年に出版されています。日本語版で800ページ以上にも及ぶこの合体本には、世界の膨大な研究資料や中国の農村地域と都市地域の史上空前の大規模な疫学調査に基づく研究結果が掲載されており、「栄養学の金字塔」ともいうべき素晴らしい内容です。

ナチュラル・ハイジーンは「地底を這うように静かに」といいましたが、2010年を越えてからかなりの勢いでブームになり始めたようです。その理由は、ナチュラル・ハイジーンを勉強した医師や代替医療家が創設した「プラントリシャン・プロジェクト」という団体が本格的に機能し始めたからです。この団体は２０１３年から欧米の医師や代替医療家その他を聴講生とする「ヴィーガン大会」を開催しました。このヴィーガン大会は年々巨大になり、２０１３年に参加者は２００人ぐらいだったのが年々増え、まえがきで紹介したように２０１７年にはなんと９００人（そのうち医師は約６００人）にも膨れ上がったのです。

さて私自身は、２００１年に松田先生とお会いするまではナチュラル・ハイジーンのことはまるで知りませんでした。しかし不思議なことに、私は１９８０年代からナチュラル・ハイジーンとほぼ同じ考えを持っていました。なぜなら、１９８０年代半ば頃から、「日本の覚者」と称された知花敏彦氏によって今でいうところの「ナチュロパシー理論」を徹底して教えられたからです。教わったことは膨大でしたが、この理論の要は宇宙法則に基づく医学理論でした。

当時、西洋医療に毒され始めていた私は、知花氏の講話が面白く、すっかり魅了されていきました。そしてその内容をもとに、独自にナチュロパシーに基づく医学を体系づけていきました。その後、エドワード・ハウエル博士の「酵素栄養学」に出会ったことも私にとっては大変大きなことでした。私はこのお二人によって、私自身の人生と医療が変わったといっても過言ではないでしょう。

私が知花先生から教わったナチュロパシー理論は、じつはアメリカのナチュラル・ハイジーンの理論と酷似していました。根本理論はほとんど同一といってもよいでしょう。「真理は一つ」とその時強く思ったことでした。

ナチュラル・ハイジーン理論が正しい理由

なぜナチュラル・ハイジーン理論と知花理論がそっくりかつ正しいかというと、どちらも宇宙法則に則った自然観がベースにあるからでしょう。

神は宇宙を創生しました。神は宇宙が崩壊しないように形作ったのです。そのために、何より必要としたのは調和でありバランスでした。その調和が保たれているがゆえに太陽系の惑星は崩壊することなく存在しているのです。太陽も惑星も永遠に崩壊せず存在しています。しかし、その内部は刻一刻入れ替わっています。これは宇宙における新陳代謝です。古いものは壊され捨てられ新しいものとどんどん入れ替わっているのです。

そこで導かれる宇宙法則の二大法則が「陰陽の法則」と「原因と結果の法則」です。この二大法則が柱となって「循環の法則」や「作用・反作用の法則」「カルマの法則」「無常（エントロピー）の法則」「守護霊の法則」といった法則が導かれるのです。人間の体もこの宇宙法則に支配されているといっても過言ではありません。

病気には必ず原因があります。その原因を解決せずして病気は治るはずがありません。これは「原因と結果の法則」です。

人間の体（細胞）は毎日毎日入れ替わっています。毎日というより刻一刻古い細胞は壊され新しい細胞がつくられているのです。これは「循環の法則」です。

また、人間はどんな人間でも歳をとると老化します。これは刻一刻酸化をするからです。そしていつか必ず死にます。どんなに長生きしたところでせいぜい１００歳余りでしょう。これを「無常の法則（エントロピーの法則）」といいます。

しかし、人間の体には酸化をしにくくするシステムも備わっています。スカベンジャー（お掃除人）という物質の存在です。スカベンジャーは酸化をとる抗酸化物質のことです。酸化は活性酸素がもたらすのですが、その活性酸素の悪しき活動を少しでも少なくすれば、酸化し老化し病気をすることは少なくなります。それを行うのがスカベンジャーの存在なのです。スカベンジャーは別の言い方をすれば還元物質です。人間は「酸化」と「還元」という調和の中で健康を維持しています。これはまさに「陰陽の法則」です。

このように「宇宙の法則」は「健康に直結する法則」でもあるのです。この法則を今の西洋医療はことごとく無視するせいで、慢性病も難病もがんも治らないのです。私は宇宙法則のほとんどを知花敏彦氏から教わりました。そして2000年を過ぎてからナチュラル・ハイジーンを松田氏から知り仰天しました。知花理論とそっくりだったからです。ナチュラル・ハイジーンも宇宙法則をもとにした理論だったのです。だから正しいのです。

一日の生理の法則

最近、このナチュラル・ハイジーン理論をもとにしたナチュロパシーの医学がアメリカで少しずつ行われるようになり、その勢いが急速に伸びていることを知り驚いています。

ナチュラル・ハイジーンの宇宙法則の見方で素晴らしいのは、人間の生理を時間帯で捉えたことでしょう。私はこの一部は知花先生に聞きましたが、三等分の見方はナチュラル・ハイジーンによって知りました。三等分の生理区分は次のとおりです。

4時～12時……………排泄の時間帯
12時～20時……………消化の時間帯（栄養補給の時間帯）
20時～4時……………代謝の時間帯

一日の生理の法則も含めて、人間にとって必要な法則のことを「生命の法則」といいます。「朝にしっかり栄養をつけろ」という日本で常識になっている教えは、生命の法則によれば間違いであるということになります。

これは生理的にも説明できます。朝はまだ消化器官は半眠りであり十分に機能していません。そんな状態でしっかり食べてはいけないのです。朝に摂取する最適な食べ物は、フルーツがベストなのは、そのものが消化よく、あらゆるスカベンジャー物質が入っており、排泄の時間帯にピッタリだからです。

宇宙の法則による正しいライフスタイル

人間は宇宙の法則に支配されて生きています。宇宙の法則とは、神がつくった自然の摂理なのです。

※本書でいう「神」とは、宗教上の神や仏ではなく、万物を創造したであろう人智を超えた存在という意味と理解してください。

自然の摂理とは、結局「そのようにできている」ということです。原因があれば必ず結果があるし、陰があれば必ず陽があるし、酸化があれば還元があるし、生成と崩壊という循環はつきまとうし、ある作用があれば必ずはね返る反作用が起こるのです。

「一日の生理の法則」は三分割の法則です。この法則はまさに宇宙の法則そのものです。

朝の4時～12時は「排泄の時間帯」ですから、消化の悪い食物を食べることは慎まねばなりません。朝は目覚めの時間帯です。それゆえ臓器の活動はおろそかです。まだ半眠りです。そこで消化がよくかつ抗酸化なスカベンジャーに満ちた食物を摂ることがベストとなります。そういった条件に理想的な食物がフルーツです。どんなフルーツも還元する力に満ちています。酵素も大量に含まれているため消化がよく、微量な果糖が脳の栄養素となり、朝食にこれほど最適な食物はないでしょう。

昼の12時～20時までは消化に適した時間帯＝栄養補給の時間帯です。つまり昼食と夕食（20時までに終わらせる）は比較的栄養のある物を食べてもよいということです。この時間帯は日中ですから多くの人は活動的に動いています。体は動いていなくても、脳は覚醒して物事を考えたりしていますから、エネルギーも活発に使っています。必然的に栄養補給してエネルギー源にしなくてはなりません。ただし、夕食の時間帯は次の代謝の時間帯に近くなりますから、多食は避けたほうがよいでしょう。

夜の20時～午前4時までは「代謝の時間帯」です。代謝とは「ある物質が化学変化して、まったく違ったものになること」です。この代謝活動が円滑に機能しなければ人間は生きていけません。免疫もエネルギーも解毒も排泄も組織の再生も運動もすべて代謝によるものです。この代謝が最も強く行われる時間帯こそ20時〜4時の間なのです。この代謝を阻害する行為は病気に直結します。なぜなら代謝が円滑でないと、体は毒だらけになるからです。

代謝を阻害する行為の最たるものは夜食です。具体的には20時以降に食事を摂ることです。その夜食は病気産生食となっていきます。なぜ夜食がいけないかというと、「消化の時間帯（12時〜20時）」でないからです。同時に代謝を阻害するからです。代謝が阻害されるとあらゆる病気が出現しやすくなるのは、毒をうまく排出できず体に溜まりやすくするからです。食事によって体に毒である脂肪細胞や重金属、糖化物質が細胞内に入るため代謝がうまくいかず、代謝がうまくいかなければ細胞が毒だらけの体になりあらゆる病気に直結します。

代謝が円滑にいくために欠かせないのは正しい睡眠です。最も睡眠に適している時間帯は23時〜6時半でしょう。人間はとにかく深夜0時までには寝るべきです。

睡眠時間は7時間半が最適とされます。睡眠にも法則があるからです。睡眠は1・5時間ごとにレム睡眠とノンレム睡眠を繰り返しています。その最後の繰り返しの後に目が覚めます。そして1・5時間の5倍で目が覚めるようにできているのです。それゆえ23時に寝て朝6時半に起きるのが理想なのです。昼に7・5時間寝たらどうだろうという人もいますが、これは疲れます。人間のホルモンが昼は昼のホルモンが分泌されているからです。人間のホルモンは、夜は夜のホルモンが分泌されていからです。人間は、人間の生理に合ったライフスタイルにしないと健康にならないようにできているのです。睡眠の効用については漢方医である松本有記医師が書いた『上質な眠り』（評言社）を参考にされるといいでしょう。

ちなみに、深い眠りのことを「徐波睡眠」といいますが、このときに成長ホルモンが最も多く分泌されることがわかっています。このホルモンは若返りホルモンともいわれていますから、「美人は夜つくられる」のは本当です。

因果の法則と食養生

ライフスタイルをよくすることもさることながら、人間が健康を獲得し長寿になるために最も必要なことは、やはり食事の内容と量でしょう。

なぜ食事が健康に直結する重大事かといえば、食事の内容の悪さが病気をつくる最大の原因であるからです。

中国ではそれこそ4000年以上の昔から「医食同源」という言葉を使って食事が重要と

しています。「医食同源」とは「食が悪ければ病気が起こるが、食がよければむしろ病気を治す」ということを集約した言葉です。中国は大昔からどうすれば健康で長寿になるかということを食の内容で思考していた国です。秦の始皇帝は、不老不死の薬効食品を求めて、専門家の学者を世界中に派遣しました。その一人は遠く日本にも来ているという伝説があります。「徐福」です。

※和歌山県新宮市に徐福が来たという言い伝えがあります。

不老不死はともかく、始皇帝のその直感は正しい。病気になる食物もあれば病気を防いだり治したりする薬効食物もあるということです。

これは宇宙法則でいえば「原因と結果の法則」つまり「因果の法則」です。原因があれば必ず結果がある。神は「陰陽」で存在を確立させたうえで、すべてに因果の法則を当てはめたのです。

森羅万象は常に入れ替わっています。これは「循環の法則」と「エントロピー（無常）の法則」です。人間にとって最も重要な生き方とは、「呆けずに生きいきと健康長寿で、死ぬ時は寝ているうちに逝く」ということではないでしょうか。その長寿とは何歳でしょうか？

私は最低１００歳以上と思っています。そこまで呆けずに生きられるかというと私は可能だと思います。

ズバリ何歳まで生きられるか？　生命法則、宇宙法則に則り健康な生活をすれば、１００歳を超えて１１１歳ぐらいまでは大丈夫なはずです。

しかし、そうなるためには、ある程度の努力は絶対に必要です。なぜなら、悪い食事、悪いライフスタイル、悪い精神生活が病気をつくるからです。健康長寿のために必要なことは、体によい食生活をすること、よいライフスタイルにして、気持ちを高めること（生きがいを持って生きること）です。

これらを総合して「食養生（食物養生法）」と呼びます。

第1章

間違った食生活が病気を産生する

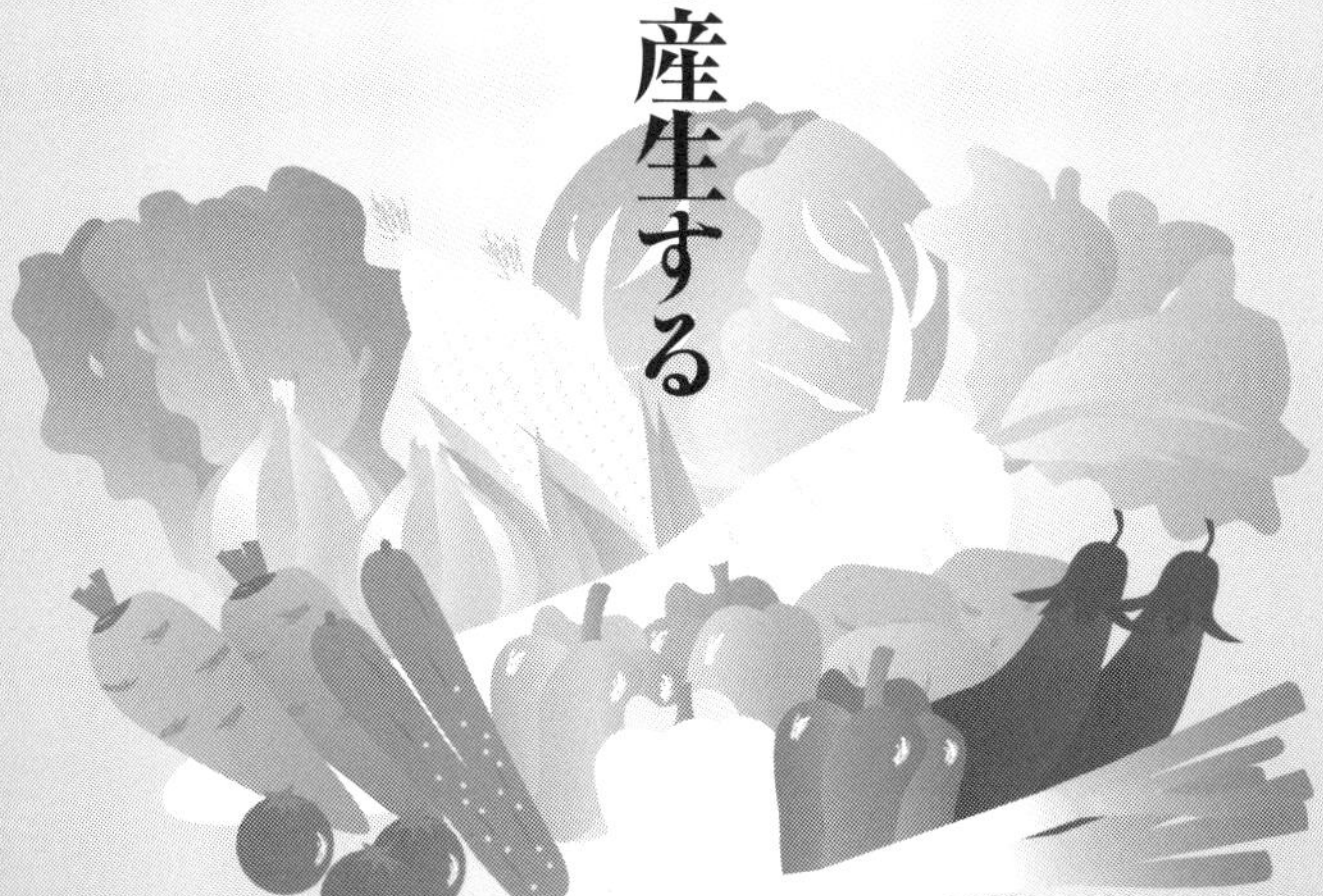

「原因と結果の法則」からすれば、病気の原因の多くというかほとんどは「食」と「ライフスタイル」によるものであることは論を待たないでしょう。

「あなたは、あなたが食べた物以外からは何ひとつつくれない」

世界的な栄養学者、ロジャー・ウイリアムスの言葉です。この言葉を借りれば、「病人は食べた物によって病気になっている」し、「健康人は食べた物によって健康になっている」ということです。病気になるのもならないのも、食物次第です。

病気になる食事

人間が病気になる食べ物は間違いなく存在しています。また、健康を害する生活習慣もあります。それぞれ次のようなものです。

《体を害する食物》

- あらゆる動物性タンパク質（牛、馬、豚、羊、鶏ほか）、加工肉（ハム、ソーセージ、ベーコン、サラミ）、鶏卵、魚卵、その他動物の卵、牛乳、チーズ
- 魚のタンパク質は一般的にはよいとされるが、摂り過ぎると問題がある（病人は止めておくほうが無難）
- 白砂糖やグラニュー糖、またそれらを使った和・洋・スナック・氷菓子・チョコレート、清涼飲料水
- 酸化した食物や酸化した食用油を使った料理
- 糖化した食物や糖化する調理法（焼く、炒める、揚げる、圧力鍋での調理ほか）
- 高ＧＩ食（ＧＩ値＝食後血糖値の上昇を示す指標が70以上の食品）
- 酒（多量の場合）
- 酵素阻害剤のある食物や医薬品
- 炊き方の悪い玄米食
- 粉化した食物（酸化が早い）
- 加熱した食品ばかりの食生活

●グルテンが多く含まれている食品（パン、パスタ、ラーメン、うどん、クッキーほか）
●残留農薬や添加物の多い食物
●硝酸態窒素の多い食物
●煙草（食物ではないが、体内に多くの有害物質が入る）

《体に悪いライフスタイル》

●夜食（午後8時以降の食事）
●過食（年齢にもよるが、50歳を過ぎたら1日1600キロカロリー以下に）
●朝しっかり食べること
●間食（ただし、摂るならフルーツはよい）
●食べてすぐの睡眠
●日光に当たらないこと
●運動不足と運動のし過ぎ
●落ち込んでの食事や腹を立てての食事

こういった食事や食生活はなぜ体に悪いのでしょうか？

「朝しっかり食べること」などはむしろよいことだと思っている人も多いことでしょう。しかし最近になって、これらが人の体には不適なことが科学的・疫学的に証明されてきました。

毒になる食物は本当に毒なのか

もちろん、これらの食物を摂ったからといってすぐに病気になるわけではありません。また、これらを摂っても病気にならない場合もいくらでもあると思います。しかし、いろいろな理由から、これらが病気になりやすい因子であるということです。問題はその「摂り方」なのです。次の摂り方をすると「毒」になり病気になりやすくなります。

《毒になる摂り方》

- これらの食物が割合として圧倒的に多い場合（特に野菜に比して）
- これらの食物の一日の摂取量が圧倒的に多い場合
- これらの食物を長期間にわたって摂り続けた場合

こういった摂り方の食事は病気になりやすくなるといえます。反対に毒にならない摂り方もあります。

《毒にならない摂り方》

- これらの食物が少量である場合
- これらの食物を摂るときに生野菜や煮野菜の割合がはるかに多い場合
- これらの食物を毎日摂っていない場合

このような摂り方なら、ほとんど病気には直結はしないでしょう（ただしタバコは少量でもいけません）。

1977年1月に米上院栄養問題特別委員会報告（一般に「マクガバン報告」といわれている）では、これらの食物の摂り方を少量にするよう勧告しています。

こういった「毒になる食物」を日々摂り続けていると、なぜ病気になりやすくなるかはおおいに記述しますが、悪い食物を摂り過ぎると病気になりやすいということは、疫学的にも実験的にもこの50年間で、いろんな方面から証明されてきました。

生命の法則から見ると正しい食物は決まっている

健康をつくる食の三大ルール

人間にとって「体を害する食物」と「体を害するライフスタイル」は何かを書きましたが、問題はその理由が学問的にはっきりしなくては、多くの人は納得しないことでしょう。

これら悪い食物が体にとってなぜよくないかは、最近（この50年間）の欧米の研究で、疫学的にも実験的にも明確に判明してきました。そのエビデンスの内容は後述しますが、ここでは「生命の法則」から考察してみたいと思います。

先に取り上げた悪い食物がなぜ人間の体に不適なものなのかというと、何といっても「生命の法則」に合致しない食物だからです。人間は宇宙法則（生命の法則）を免脱すると生きていけないのは先に記した通りです。その意味で生命の法則に合致した食物こそ人間にとってふさわしい食物といえます。では、生命の法則に合致した食物とは何でしょうか？

それはナチュラル・ハイジーンが指導している「健康をつくる食の三大ルール」が一つの解答のように思います。

《健康をつくる食の三大ルール》
①プラントフード（植物性）
②ローフード（生食）
③ホールフード（全体食）

野菜やフルーツ、豆、芋、海藻、雑穀、茸といったプラントフード（植物性食品）がまず健康になる第一です。

次にローフード。ローフードとは生食中心の食事です。生野菜や生フルーツ中心の食事となります。

そしてホールフードとは、全部（素材まるごと）に栄養があるので、すべてを食べようということです。

こういった食事中心の生活をすると、なぜ体によくて健康になれるのでしょうか。その根拠を述べると次のとおりです。

①人類が出現した時から人間はフルーツを中心とした食生活だったこと
②歯形がフルーツや野菜や穀類を食すのに適した形であること
③抗酸化な栄養素が満載の食物であること

人間とチンパンジーの違いは1・23％

人類が出現した頃は狩猟採集の食生活ですが、その内容は、森の中に入って木の実や果物を穫って生活していました。当然ですが、食べられる物を食べていたのです。いつも動物を狩猟できるとは限りませんから、食生活の中心は木の実やフルーツであったことは多くの遺跡からも明らかです。この狩猟採集時代の食生活は、農耕が始まるまで続いていますから相当長期にわたったと考えられています。つまり人類は、根底にフルーツが体によいとする遺伝子が刻み込まれているのです。

人間は根本的には霊長類の仲間です。ゴリラやオランウータンやチンパンジーの一種です。ゴリラやオランウータンが摂る食物は50％がフルーツ、40％が野菜や柔らかい草、5％が根菜です。人類も最初期は正にゴリラやオランウータンと同様の食生活をしていたのです。ところが動物を食べだし、やがて加工した物を食べ始めました。そして自然界の動物には見られない病気が出現し始めたのです。自然界の動物は火を使ったり加工した食物は一切食べません。そこが人間と決定的な違いです。

『ネイチャー』というイギリスの有名な科学雑誌がありますが、2002年1月号で、人間とチンパンジーの相違はわずか1・23％と発表しました。つまり人間は、霊長類の中でもチンパンジー型であるということです。

フルーツや軟らかい植物を食べるのに適した歯形

人間の歯形は、フルーツや柔らかい葉っぱ、雑穀を食べるのに適した形をしています。これは人間の食性が本当は何に適しているかを物語る証拠です。

医療界で抗酸化（アンチオキシダント）に関心が集まって久しくなります。抗酸化つまり活性酸素を除去する食物として、プラントフードかつローフードがベストです。具体的には生のフルーツや軟らかい植物である野菜です。食物を加熱しても人間は生きられるようにはなりましたが、それのみで長続きはしません。抗酸化な因子（特に酵素）が不足するからです。病気の大きな原因の一つは活性酸素ですから、人間には抗酸化な食物が必須なのです。こういった健康になるベースは「生命の法則」にも合致します。

人間の肉体的特徴からも正しい食事は決まっている

元宮崎大学教授の島田彰夫氏は、ヒトの食性を生物学的観点で研究しました。

島田氏によると、動物の食性は「爪」「歯」「体の機能（消化酵素ほか）」にはっきりと現れると述べています。

「道具や武器を持たない場合のヒトは、どんな食べ物を食べてきたかを知り、ヒトは何がベストかを見出さなければいけない」といっています。島田氏の動物とヒトの観察からすると、その答えは「植物食（でんぷん食）であり雑食ではない」そうです。

私はまったくそのとおりだと思います。島田氏の動物やヒトの観察結果を要約します。

○形態

爪を観察してみると、人間の爪は平爪であり、肉食動物はかぎ爪。人間の爪は動物を獲得するようにできていない。歯も肉食動物は切歯から臼歯に至るまで全部尖った形をしているが、ヒトの歯は犬歯も含めて大体似たり寄ったりの長さで生えている。肉を食べたり噛みちぎるにはあまりにも頼りない形態からも、肉食には向いていないことがわかる。

○機能

歯を機能面で捉えると、肉食動物は物を食いちぎって飲み込むだけなのに対し、ヒトは歯で咀嚼する。ヒトにとって咀嚼は食べるときに重要な要素だが、牛や馬などのよく噛む動物の歯とも違う。特に臼歯を比べてみると、ヒトの臼歯は豆類や穀類などの粒状のものをよく噛めるような形になっているのに対し、牛や馬の臼歯は溝が２～３本入っているだけで草など繊維の長いものをすり潰すのに都合よくできている。

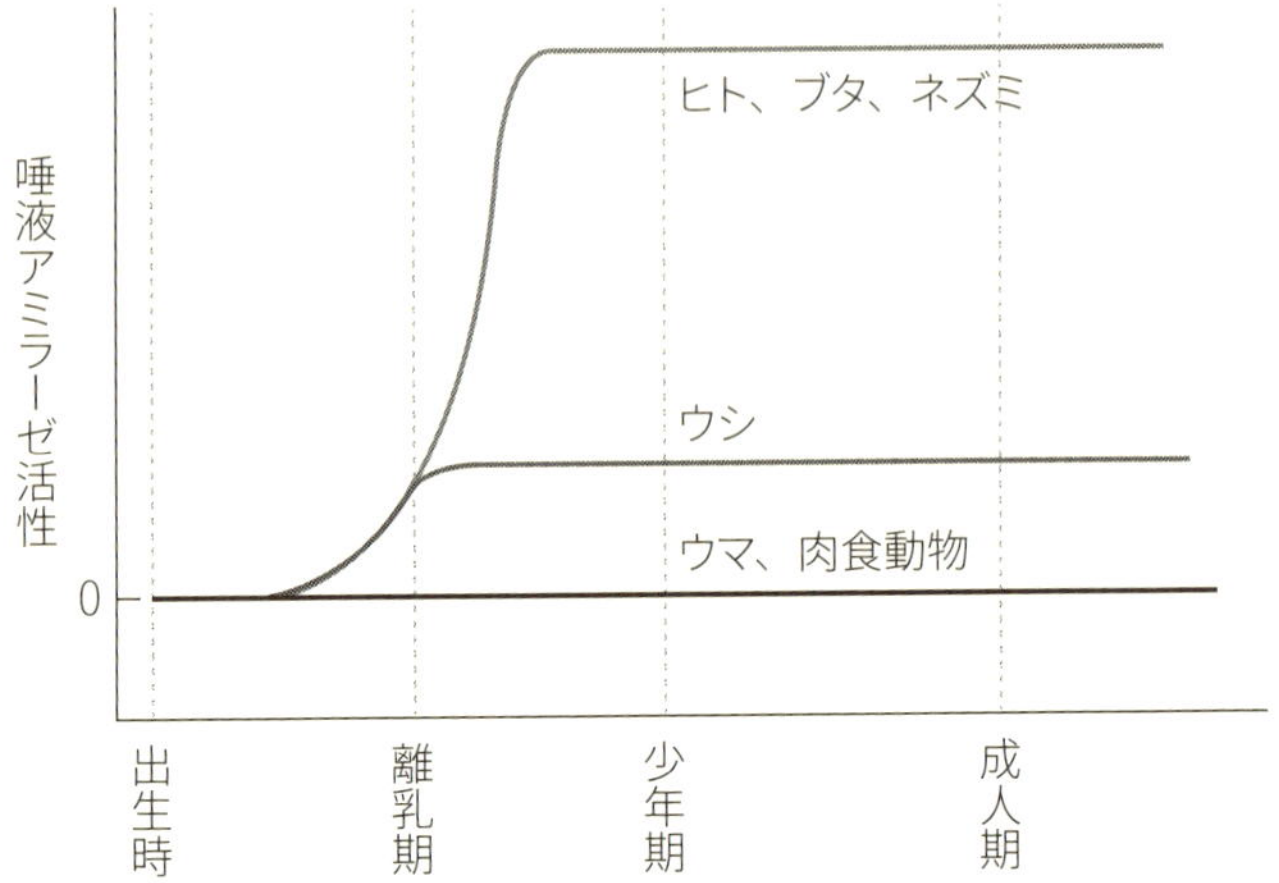

図表2-1　唾液アミラーゼ活性の経年変化

○唾液アミラーゼ活性

ヒトの食性で最も特徴的なのは、唾液に含まれている、でんぷんを消化する唾液アミラーゼの活性が高いということである。唾液アミラーゼ活性が高いのはヒト、ブタ、ネズミなど（たぶんゴリラやチンパンジーもそうだろう）に限られた動物で、肉食動物はゼロでまったくない。また草食動物でも牛になると唾液アミラーゼ活性が非常に低く馬は分泌されない。唾液アミラーゼ活性が高いという特徴はヒトにとってでんぷん食が非常に重要であることを示している。さらにヒトのアミラーゼは膵臓からも分泌され、でんぷんを二段構えで分解する機能を持っていることからも、ヒトにとってでんぷんがいかに重要であるかがわかる。

島田氏は以上から人間（ヒト）は間違いなく

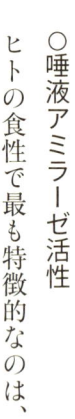

植物食が合い、肉食すると病気になるのはヒトの食性から外れているからだといっています。

島田氏のいう理想のヒトの食性は植物食です。私はそのとおりとは思いますが、その中でもフルーツと生野菜を多くすることがベストだと思っています。その他、豆や芋、発酵した大豆、海藻、そして米が人間の健康を支える素晴らしい食物であると思います。

戦後流行った大間違いの食事の摂り方

日本は第二次世界大戦での敗戦後、驚くほどの勢いで生活スタイルが変化していきました。特に食生活がそうでした。

昭和30年からは牛乳が給食に出され、昭和39年（１９６４）の東京オリンピックの年に初めてインスタントラーメンが出現。昭和40年前後にはテレビの普及と同時に「カルシウムが足りないよ」とのＣＭが流されました。

もう一つ流行ったのは「タンパク質が足りないよ」というセリフでした。また、バターは飽和脂肪酸で動物性だから、植物性のマーガリンが体によいともいわれ始めました。

この頃、厚生省（現厚生労働省）は「30品目のおかずをバランスよく食べることが健康の道」と発表しました。そして、三大栄養素（タンパク質、脂質、炭水化物）をしっかり摂ることがよいとされ、それが社会に根づいていきました。

昭和42年に私が買った栄養学の本はタンパク質一辺倒の内容でした。タンパク質（プロテイン）に優る栄養素はないと書かれていたのです。三大栄養素でもタンパク質が特別すごい栄養素であるとして、タンパクの摂り方を指南した本でした。その本の中には驚くべきことも書かれていました。

「キュウリ、レタス、トマトといった野菜には主たる栄養素がまったくない。それゆえ摂る必要はない」ということです。

今となってはまったくの大間違いであることは明らかですが、こういった考えは一般にも根づいていきました。昭和40年を境に、日本人の食事の摂り方はとんでもない方向に向かったのです。その頃に根づいた大きな間違いを列挙してみます。

- 野菜はほとんど水分だから煮て食すほうがよい
- そのほうが食物繊維が増えるし栄養素も増える

- 栄養は30品目バランスよく食べる（肉も魚も牛乳もチーズも野菜も豆も芋も食卓に入れて食すべき）
- 朝食こそしっかり摂らないといけない（朝はご飯に目玉焼きに魚の焼いた物は欠かさないようにする）
- 牛乳は最良のカルシウム源。１日２本は飲みたい（近年、このことは科学的に完全に否定されている）
- 午前10時と午後3時に間食（おやつ）を摂るべき
- タンパク質ほど重要な栄養素はない。肉も魚も卵もしっかり食べるべき
- プロテイン指数は動物性ほど満点だからタンパク源は主に動物性にすべき
- 植物性油脂のほうが動物性油脂より体によい（動物性のタンパク質を摂れとすすめておきながら油脂に関しては植物性をすすめているが、これも間違い）
- 主食はパンがよい（この頃やたらとパン食にする家庭が増えた。そのため朝食はトーストと目玉焼きが定番化した。しかし最近はグルテンフリーが注目され、小麦粉のタンパク質グルテンに毒性があることがわかってきた）

人間の食性① 果食・菜食 VS 肉食

人間の食性をパターンで選ぶとすれば、「果食・菜食型」か「肉食型」かになりますが、当然、肉食型であるはずがありません。

このことは歴史的に見ても間違いのないことです。人類（現代人と同じに分類される新人類）が出現した大昔（およそ20万年前とされる）に武器などはありませんでした。自然に生育していたり咲いていたりする木の実や山桃などのフルーツをもいで食べていました。先述したように、歯形や爪の形、唾液の酵素アミラーゼでも人間に適した食べ物は果食・菜食です。このことは島田彰夫氏の研究で明らかです。

人間の食性の第一は果食・菜食型です。

それでは、穀物食はどうかというと、これは新人類時代からずっと後に、人類が農耕を始めてから培われた食性と考えられます（およそ2万年前～1万年前）。ですから、穀物食は人間にフィットしていますし、事実、穀物をつぶす役割のある臼歯は全体で32本（親知らずを含めて）のうち半分の16本もあります。現代の食性はそれゆえ、「果食・菜食・穀物型」

が最も適合していると考えられるのです。

人間の食性②　生食VS加熱食

人間の基本的な食性のもう一つは「生食型」か「加熱食型」かということです。
これは人類が誕生した大昔からどちらを食してきたかを考えてみるとわかります。

人類が誕生した頃（20万年前）生食時代

⬅

1万年ぐらい前から（稲の栽培以降）生食と加熱食半々の時代

⬅

3000年ぐらい前から（戦さが始まってから）加熱食中心～現代に至る

人間の食性はこのように変化してきたと考えられます。
人類が出現した頃は果食だったことは明らかで、それはナチュラル・ハイジーンを広めたアラン・ウォーカー博士もそういっています。普通に考えても武器も何もない人間が自然に実っているフルーツをもいで食べていたということは当然のように思います。そして、そういった果食時代がじつに長かったのです（20万年間）。だとすると、人間の遺伝子は果食に最も適合していると考えてよいでしょう。

農耕の始まり

7000年ぐらい前に、長江下流域で稲が栽培されるようになりました。日本にはその1000年後の縄文時代に海を越えて渡ってきたようです。

稲の種はつまり米（玄米）です。種のことについては後に記述しますが、酵素阻害剤という大問題があり、生のままでは食べられませんでした。そこで「炊く」という技法が編み出されました。神は人類に火を使う加熱食をプレゼントしたのです。そこから生半分、加熱半分という形になり、やがて人間と人間が食物をめぐって争うようになってから、加熱食がほとんどの時代へと移行していったものと考えられます。

こういうことを知ると次のようなことがいえるでしょう。

人間の根本の食性は果食・菜食型で生食型だが、現代人は加熱食は50％入れてもよいのではないかということです。その理由は、加熱食になって数千年もの年月が経つことから、少し加熱食を許容するものに遺伝子がフィットしてきているであろうからです。

「30品目バランスよく食べる」の根本的欠点

人間の根本的食性は生食であり果食・菜食でした。その食性の遺伝子は根強く人間にフィットし続けていると思います。体調が悪くなった時「大根おろし断食」や「フルーツ断食」を行うと風邪などたちどころに改善することから、その効力がわかります。

生の食物にしかない栄養素でわかってきたのが「酵素」の存在です。酵素は外部から食して摂取するほど健康に大きな効果をもたらします。酵素のことは後で記述しますが、こういう観点からすると「30品目バランスよく食べましょう」という戦後の提言は間違いといわざるを得ません。

牛乳は戦後給食に入ってきましたが（昭和30年）、これは根本的に不必要な飲料でした。牛乳のおそろしさは本書でもエビデンスを示して述べますが、牛乳、チーズの弊害はもっと知らねばならないと思います。肉や加工肉も本質的には人間は不必要なものです。

体に毒な物を30品目の中に入れても、それはバランスのよい食事でも何でもないでしょう。

もう一ついえることは、30品目まんべんなく食べれば量的に多過ぎます。過食飽食はそれ自体が不健康の因子です。またこの30品目の内容は調理した加熱食が多過ぎるのも問題です。これでは酵素をしっかり摂取できません。

《30品目バランスよく食べることの間違い》
- 根本的に動物性タンパク質の摂取は間違い
- 体に不必要な食物（牛乳、チーズ、加工肉、肉、卵、砂糖菓子）が多過ぎる
- 食べ過ぎになる
- 加工調理した食品が多過ぎる
- 自然な生食が不足

人間の体は「自然な食物を摂ると健康になる」という原則があります。

その自然な食物とは、果物、生野菜がベストです。自然の生のままではありませんが、穀物や豆や海藻、芋、茸といった食物の加熱食も人間にはよいでしょう。これらをそのまま（豆や芋、穀物は火を使いますが）食すと、ほうっておいても健康になるようにできているのです。つまりホールフード（全体食）です。

バランスということでは、果物や生野菜はそれ自体が全体食でありバランスのよい食物です。酵素を含め一物で多様な栄養素がありますから、これほどバランスのよい食物はありません。

長生き民族ビルカバンバの長寿食

人間の食性が果食・菜食中心であった時代は長寿だったことがわかっています。日本の縄文時代のことはいろんな学説があったりしますが、本当のところはまったくわかっていません。弥生時代の前に1万年ぐらい続いたとされていますが、じつは10万年も続いていたのではないかという説もあります。したがって、縄文時代の寿命がどのくらいであったかなどは不明なのです。ただ、次のことはいえそうです。

- 縄文時代は現代よりはるかに暖かく気候は亜熱帯に近かった
- 10万年も続いたのに戦争の跡は皆無で非常に幸せな時代だった
- 比較的長寿だった（はずである）

さて、人類が出現して10万年以上はお世話になった食物はフルーツ（木の実を含む）でした。その他は野菜そして豆。これらの食物が中心の時代は長寿だったのではないかと私は推察します。

このような食物を食べて、きわめて長寿な部族は現代でも存在します。特に南米エクアドルのアンデス山中赤道直下の海抜1500メートルのところにある村・ビルカバンバは、世界の三大長寿地域として有名です。

ビルカバンバに昔から住むヒトは非常に健康かつ長寿なのです。1955年、米誌『リーダースダイジェスト』で、「ビルカバンバは心臓病と骨粗鬆症患者が少ない」と報道され注目されました。

そこで世界各国の医師や医療関係者が次々と訪れ、健康かつ長寿を確認したのです。日本では京都大学の家森幸男博士が訪れ調査をしました。

1986年6月、家森先生はビルカバンバの病院（日本人が建てた「コーキチ・オータニ病院」）で検診しました。ビルカバンバから検診会場までは徒歩で2時間もかかりますが、徒歩でしか行けない道だったそうです。ところが、ビルカバンバの人たちは苦もなく2時間歩いてやって来ました（少しも疲れていないように見えたそうです）。「体力が凄い！」と家森先生は感心しました。

検診では血圧を測り、採血をする。その結果は50〜54歳の80人中、高血圧者はたった2人のみ。ビルカバンバの近くにあるキナラというところで検診したら、何と118歳の男性老人がやって来たそうです。血圧は110／64と素晴らしく正常。採血結果もすべて正常だったということです。この老人は意外ですがタバコは吸うといいます。しかし多くて1日3本程度。そのくらいの喫煙なら、そして食生活がよければ、健康に大きな害を及ばさないのかもしれません。

ビルカバンバ村には100歳以上の長寿者がゴロゴロいるらしいのです。ただし生年月日を登録する制度がなかったのでほとんどは不明。「100歳以上」は本人の申告です。しかし、家森先生の検診やさまざまな調査から、ビルカバンバが健康で病人はきわめて少なく、長寿であることは間違いないようです。

《ビルカバンバが長寿である因子》

①環境が抜群。赤道直下だが標高1500メートルぐらいにあるため気温は24度前後で湿気が少なく、森が多い素晴らしい環境である。

②水がきれい。1500メートルから1800メートルの高地を美しい川が流れ、その澄んだ水を飲料水にしている。この水はミネラルが多く溶存酸素が多く、血をサ

ラサラにする。
③フルーツを食べる量が多い。朝昼夕そして間食でもフルーツを食べる。
④主食はインディカ米にヒエ、粟、干した茸を入れて炊いたものか、トウモロコシかユッカという芋を焼いたもの。
⑤副食はチョスチョスという大豆を2日間水に浸したものを調理したもの（2日間の浸水で酵素阻害剤が消える）。そして生野菜。
⑥夕食ではときどき肉を食べるが少量。基本的に動物性タンパク質は食べない。
⑦酒は夕食時自家製ワインを少し飲む。
⑧非常によく歩く。
⑨ストレスはほとんどない（と思われる）。

こういった食生活であれば、健康長寿にならないほうがおかしいといえます。

短命部族カザフ族の短命食

ビルカバンバとは真逆、短命で代表的な部族が世の中にあります。カザフ族です。カザフ族は中央アジアのウイグルから８００キロメートル離れたところにある部族です。ここの人たちは長生きしても50歳が限度で、30歳まで生きられない人も多いといいます。その要因は彼らの妙な思想にあるからです。カザフ族の根本的思想は次のようです。

「野菜は羊が食べる物であって人間の食べ物ではない」という思想です。

彼らの食べる食物は次の物ばかり。「羊の肉」「羊の乳」「羊の乳からできたバター」「羊の乳からできたチーズ」「羊の脂入り大麦の粉を焼いたパン」

カザフ族の人たちのほとんどはこのような食生活というから驚きます。「羊づくし」そのものです。

この食事では、抗酸化な栄養素を探しても見当たりません。そのせいで若い頃から消化器のがん、脳卒中、心臓病が多発しているのです。10代でこれらの病気になる人も多くいるといわれます。それゆえよくて50歳までしか生きられないのです。

MEC食の驚くべき弊害

MECとは、肉と卵（鶏卵）とチーズの頭文字をとった略で（M：Meat E：Egg C：Cheese）、この三つの食品だけを食すると健康になれるとした考えです。

2000年を過ぎてから日本で「MECこそ体によい。これ以外食べる必要はない」という医師が何人も出てきて、この考えを日本中に浸透させようとしました。ここまで徹底していない医師でも、「動物性タンパク質は体によい」として、肉、鶏卵、チーズ、牛乳をしっかり摂るように指導したり本を書いたりする有様でした。

その根拠は「ケトン体が出る」からだそうです。しかし、ケトン体はファスティング（断食）で出せばよいのです。MEC食でケトン体など出しても本当にろくなことになりません。

このMEC食でも動物性タンパク質中心食でも、野菜やフルーツといった抗酸化食品をほとんど摂らないのですから、後々あらゆる病気にかかります。

アメリカのアトキンスダイエットの悪しき弊害ここに極まれりなのです。このMEC食や動物性中心食をやり続けた人はどんな病気になっているのでしょうか。

《MEC食による病気など》

- 大腸がん
- メニエール病
- 突然の白内障
- 網膜症
- 難聴
- 心筋梗塞
- 腰と膝がすごく悪くなった
- 卵巣がん
- 乳がんが悪化した
- 歯周病が悪化した
- 胃潰瘍
- 糖尿病
- 高血圧
- うつ病

●膠原病
※MEC食だけの小学校3年生は1年経っても1センチも身長が伸びなかった例もある

こういった臨床報告は私のクリニックや友人のクリニックでもありました。MECをやるとありとあらゆる病気が噴き出るように思えます。

「MEC食が体によい」などという医師は、自分が病気を産生させているという意識は持っていないでしょう。大変残念なことですが、「医師が言うことは正しい」などと決して思わないでください。

短命者の特徴

長命者と短命者の違いは確かにあります。私の見解では、次のことで大きく分かれるように思います。

1. 長寿者は無意識に真理を知っている

2．短命者は現代の流行を追い美食飽食をしている

一般に富裕層は美食家が多い。功なり名をとげたのだから成功者の特権として美味なるもの贅沢なものを食べたくなる心理はよくわかります。しかし、それが毎日続くと必ず病気は忍び寄ってきます。

西洋医療の世界で、最高に優秀といわれる医師にかかっても治らない病気はいくらでもあります。病気になってから治そうというのが西洋医療のやり方ですから、絶対治らないような悪性の疾病なら助かりません（たとえば膵臓がんなど）。そこで導かれる真理は次のとおりです。

1．いかに予防することが重要か

2．いかに正しい食生活をしていることが重要か

今の医療は少しも原因を改善しようとしません。予防しない医療なのです。予防つまり食生活とライフスタイルをよくしなくては長生きはできません。

原因があって病気になりやすい体になり、その結果病気が出現するのです。目先対処の連

続（対症医療）が現代の西洋医療です。

目先医療でよい場合もあります。たとえば心臓のペースメーカーやステント挿入、カテーテル、アブレーションなど。眼の白内障手術、尿閉の処置やその都度の処置、整形外科的処置、外科的処置、急性期の薬……。

こういった急性期の医療では確かに効果があるのですが、慢性病になると手の打ちようがありません。根本原因から対処しないからです。

原因を改善するための方法があります。それは「真の病気の成り立ち」を知ることです。その成り立ちを知っているか否かで人生は大きく変わるでしょう。なぜなら、病気になった時の正しい対処をすることができるからです。

短命者は当然そのことは知りませんし、体に悪いものを食べまくっています。そして病気になりますが、「病気になったのを治す」のでは長生きできません。また、食事をおろそかにしたら長生きできません。大学病院などの医師はいまだに「食事と病気は関係ない」という認識ですから、これでは病気は治りません。真理を知らない医師にかかると治る病気も治らず、助かる命も助かりません。

長寿の条件

こうして見ていきますと、健康で長寿の条件はほぼ見えてきます。

《長寿の条件》
- 比較的生食が多いこと
- プラントフード（植物性食品）が主体なこと
- 動物性食品が少ないこと
- 加熱食はあるにはあるが割合としてそんなに多くはないこと
- 発酵食品を多食すること
- 環境が抜群なこと（空気と水が清浄、温暖で湿気が少なく、森が多い）
- ストレスが少ないこと

こういった条件でないと健康で長寿にならないとなると、現代の日本の社会では少し難しいことかもしれません。
寒い所に住む人、暑い所に住む人、雨が多い所に住む人、湿気の多い所に住む人、ストレスだらけの都会、緑が少なく環境の悪い所に住む人は、現代では少なくありません。都会の生活者はどうしても自然環境が不十分です。ではどうすればよいでしょうか？

《長生きの秘訣》

- もっとフルーツを多く食べる
- 生食のプラントフード50～60％、加熱のプラントフード40～50％にする
- 海藻類と発酵食品（プラントフード）を食べる
- 時々断食をする
- ライフスタイルをよくする
- ストレスを減らすためのコツをつかむ（瞑想など）
- 体に悪い物は極力減らす

この7か条をしっかり守れば、ちょっとやそっとの悪環境でも、呆けずに健康で長寿が可能と私は思います。

短命部族のカザフ族でわかることは、動物性タンパク質の多い食習慣は、人間にとって最も悪い食物のオンパレードだということです。

生食をしなくなってから病気は多発した

私は３０００年前頃から「人類は加熱食オンリー時代になった」と考えています。

そこで起こったことは生食にしかない酵素不足でした。同時に、加熱食しか食べない弊害は健康面に現れたのです。

「神は人類に加熱食を教えたが、それ以降病気が出現した」

これはよくいわれている言葉です。

実際、生しか食べない野生の動物の寿命は人間よりも短くても、病気はしません。病気をするのは人間と人間の家畜だけなのです。生を食べない人間と加熱食を与えられている動物だけが病気をするのです。このことはとても示唆に富む事実です。

ペットの犬が病気をしたら、優秀な獣医師なら「生の肉のみを与えて後は何もあげないでください」というでしょう。犬はキャベツを生かじりし生の肉を食べると病気はたいていい回復するのです。野生の動物は本質的に生が体に最も適した食物です。しかし人間は、神から加熱の仕方を教わり、加熱食を食べ出した途端に病気、それも難病奇病が多発しました。

これは3000年ぐらい前からです。さらに時代が進むうちに生食のよさを忘れて多くが加熱食になっていきました。秦の始皇帝は若い美女に囲まれ、お粥、その他加熱した料理を美女からの口移しで食べていたといわれています。不老長寿の妙薬を求めて世界中に専門家を派遣したことは有名ですが、想い空しく50歳で亡くなりました。死ぬ頃は白髪だらけであったといいます。始皇帝の食事は明らかに酵素不足です。酵素は生物の寿命に大きく影響しているのです。

時は下って1900年代になり、エドワード・ハウエル博士が50年もかけて酵素を研究し、その成果を1985年に著書『Enzyme Nutrition（酵素栄養学）』（Avery）で発表しました。その中で彼は、いかにプラントフード（植物性食）のローフード（生食）が重要かをいろいろな角度から解説しました。

イギリスの学者オアー博士は、1950年代に次の実験をしました。

「1206匹のネズミには加熱食のみ、1706匹のネズミには生野菜と生のミルクのみで育てたら、前者の加熱食群は半年以内にさまざまな病気で死んだが、後者は

「2年経っても病気はなく、4年以上も生きた」

ネズミの寿命は1年半が普通なので、いかに加熱食が悪く、生食がネズミにはよいかがわかる結果となりました。

人間もネズミも、生野菜とフルーツを中心にした食生活がよいのは、酵素やファイトケミカルやビタミン、ミネラルといった抗酸化な栄養成分がきわめて多いからです。

人間に限らず動物は、必ず酸化し老化し病気をします。そしていつか死にます。酸化とは、活性酸素によって体が酸化することで、人間は活性酸素によって病気をするのです。

しかし、活性酸素の活動を阻害する物質も存在することで簡単には病気しないようになっていますが、その活性酸素をやっつける物質こそ、酵素やファイトケミカル、ビタミン、ミネラルです。これらを総称して「スカベンジャー」といいますが、このスカベンジャーは特に生野菜とフルーツに多い。加熱すると、ファイトケミカルやビタミン、ミネラルはかなり減少し（例外的に増えるものもある）、酵素はまったく失われます。酵素は熱に弱く、48度で2時間、50度で20分、53度で20秒加熱すると失活（死）するため、生にしか存在しない栄養素といえます。

酵素は1日の生産量は一定量であり、その生産量は毎日毎日本当に少しずつ少なくなっていきます。人間は、貯金通帳にあるお金（酵素）を少しずつ使って生きていくようなものとされています。これを「酵素貯金」といいます。一生で一定量の「酵素貯金」があって、それを削りながら生きているのです。

そこで、酵素を外から摂り入れると、毎日少しずつでも失われていく酵素を補えることができ酵素貯金の減少を少なくすることができます。それゆえに酵素の満載した食物の補充が必要なのです。それが健康の秘訣となるのです。

酵素の多い食物としては、第一に生野菜とフルーツが挙げられます。次にフルーツや生野菜のジュースやスムージーなどです（低速ジューサーによるものがベスト）。そして納豆、キムチ、糠漬けなどの発酵食品です。

第2章

「食」の視点から病気の原因を探究する

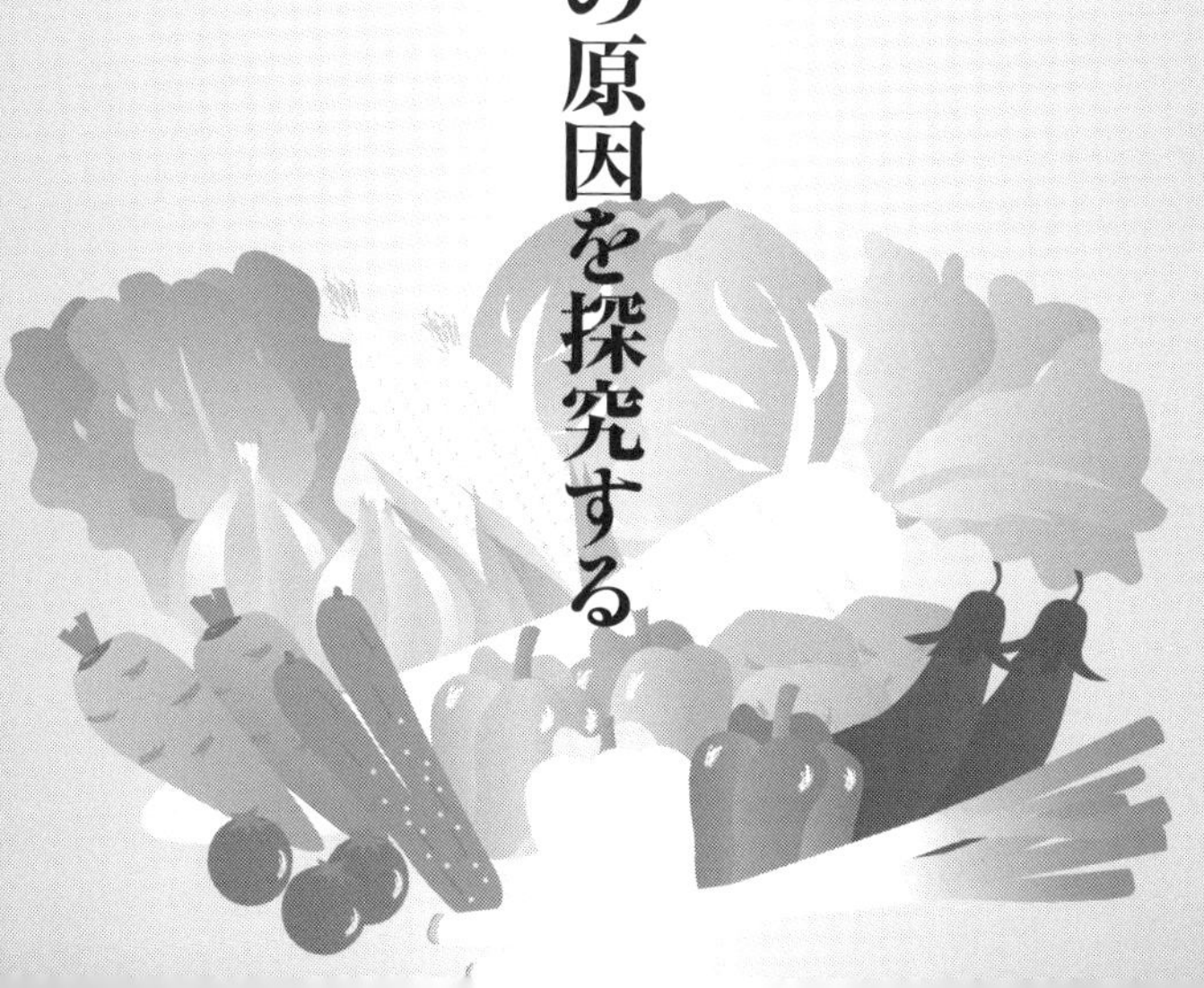

第1章では、悪い食事や生活習慣が病気の原因であることを説明しました。第2章では、その悪しき食物が、体内に入るとどのようにして病気につながっていくのかという生理学的なメカニズムを解説していきます。

「原因」と「結果」の間には、「なるべくしてなる」プロセスがあるのです。

酸化と糖化から人間は病気になる

酸化と糖化という二つの悪しき因子によって、人間は老化し、病気し、死に至ることがわかってきました。この二つのうちまず酸化について解説します。

慢性病は酸化が原因

人間は誰でも酸化して老化していきます。100年もすれば大変な老化の結果、ヨボヨボになるし、どこか病気になって死んでいきます。これは防ぎようのないことです。またそれでよいのです。

もし200歳も生きていたらかえって大変です。精神的に寂しくてたまらないでしょう。

一人でそんなに生きてしまったら仲間だった友はみんなもういないのです。みんなで長生きして同時期に死ぬほうが精神的には楽ですが、人生はそうはいきません。「生者必滅《しょうじゃひつめつ》」は絶対の真理です。そこで重要なのは、いかに生きているうちにある種の悟りを持つかです。

とにかく人間は「死に向かって行進しているようなもの」です。それをもたらす生理的な最大の因子は「酸化現象」です。

酸化はどんな人間でも防ぎようのないことなのですが、少しでも酸化することを減らしたり遅らせたりすれば、体の劣化の度合いはまったく違ってきます。酸化を減らしたり遅らせたりすることを「抗酸化（アンチオキシダント）」といいます。抗酸化な食物を食べたり、抗酸化な生活をすると、人間は健康でけっこう長く生きられます。

それでもいつか死が来るのは、酸化の力が抗酸化の力を根本的に大きく上回っているからでしょう。酸化現象を起こす物質は「活性酸素」または「フリーラジカル」といいます。

赤ちゃんの時にはシワひとつシミひとつなかった皮膚が、70歳にもなるとシワだらけシミだらけになりますが、これは活性酸素の影響によります。シミはリポフスチンという活性酸素の中の皮膚毒が顔に出てきたものです。白髪もハゲも酸化現象からです。もちろん、その他多くの病気も酸化の結果です。

人間は「エンテロピーの法則（無常の法則）」を神から与えられました。神はまた「陰陽の法則」も人間に与えました。「酸化」と「還元」は陰陽の法則でもあるのです。

還元するもの（スカベンジャーという）を毎日摂り続けると酸化は遅くなりますし、病気には驚くほどなりにくくなります。それでもいつの日か悲しいかな死はやってきます。活性酸素は毎日毎日、人間の体の中で３００兆個の３０００倍以上も発生しているからです。

糖化について

近年医療界で注目を集めているのが「糖化（AGEまたはAGEs）」です。この糖化も酸化と並んで病気を起こす因子として一躍クローズアップされました。

糖化とは「変性タンパク質」のことであり、タンパク質と糖質が結びつくことにより、タンパク質が劣化することです。ブドウ糖がタンパク質に結合するときに、時間とともに数回にわたってブドウ糖の構造が変わり、初期には可逆性だったものが、後期は結合が強くなって離れなくなります。そして不可逆性の終末糖化産物になります。

糖化のＡＧＥとは、Advanced Glycation End Product という英文の頭文字をとったもので、「終末糖化産物」と訳されます。AGEsはその複数形です。Glycation（グリケーション）とは、酵素反応によらない糖化であり、酵素による糖化のGlycosylation（グリコジーレーション）とは区別されています。

糖化物質は体の中で必ず酸化状態をつくります。それゆえ糖化物質そのものや体の中で糖化するようなものを食べると酸化し、すなわち活性酸素の毒に見舞われることになります。CRPという炎症反応も腫瘍マーカーも、AGEの蓄積から説明できます。糖化は必ず酸化をもたらし、活性酸素を強烈に増多させます。糖化は「現代の食と病」の問題では、学んでおかなくてはならない必須のテーマです。

糖化の発見

世界で初めて「糖化」を発見したのは、フランスの化学者、ルイ・カミーユ・メラールです。1912年のことです。メラールを英語読みするとメイラード。そこから糖化の反応のことを「メイラード反応」と呼ぶようになりました。

しかし、この糖化が一躍有名になったのは、1999年スウェーデンでの「アクリルアミドに関する共同研究」の発表です（スウェーデンの研究は1997年頃から始まった）。ストックホルム大学は、ジャガイモを揚げてつくるポテトチップスやフライドポテトには、ジャガイモを蒸かしたものとは比較にならないほどのアクリルアミド物質が存在することを確かめました。そして、そのアクリルアミドは強い発がん性があると結論づけたのです。

この発表は全世界を驚かせました。その後、イギリス、カナダ、ノルウェー、スイス、アメリカなどの各国は独自に調査しましたが、スウェーデンでの発表が正しいことを再確認する結果となりました。

日本でも2005年に厚生労働省が「アクリルアミド濃度を下げる努力が必要」と発表しました。そしてアクリルアミドの毒性の調査をするよう指示したのです。

糖化物質は20種類以上見つかっていますが、最悪なのがアクリルアミドであり、その他「カルボキシメチルリジン」「ペントシジン」「クロスリン」などがあります。

2007年のオランダでの調査では、「アクリルアミドの摂取量が多いと発がんリスクが高くなる」ことが初めて示されました。55～69歳の女性6万2000人から無作為に抽出した2500人を約11年間追跡調査したところ、子宮内膜がん、卵巣がん、乳がんになる率がアクリルアミドを多く摂っている女性ほど高かったのです。

そこで、以前は「ヒトに対する発がん性が疑われる」とされていましたが、最近は「ヒトに対しておそらく発がん性がある」（2016年、WHO＝世界保健機構の外部組織IARC＝国際がん研究機関による）とされています。

アメリカではこの糖化を点数化する方法を見つけ、2004年以降、点数化して「KU」という単位で表すことになりました。おおむね1000KU以上が糖化しているとされ、50KU以下はあまり糖化していないとされているようです。

食物の糖化

糖化には「外因性糖化」と「内因性糖化」があります。

外因性糖化とは、初めから糖化してしまっている食物で、具体的には高GI食品（GI＝グリセミック・インデックス）です。高GI食は、高血糖↓低血糖↓高血糖↓低血糖を繰り返しますが、同時に血中で糖化を起こし、その結果ルロー（赤血球連銭形状）になるなどさまざまな問題を起こします。

外因性糖化は、焼く、炒める、揚げる（天ぷら、フライ等）、圧力鍋で起こります。加工肉（ハム、ウィンナー、ソーセージ、ベーコン、サラミ）や小麦粉製品（パン、パスタ、うどん、ラーメン）でも起こります。また甘辛い料理（みたらし団子、焼き肉のタレなど）も高いGI値です。ただし、蒸す、ゆでる、煮ることによっては、糖化はほとんど起こりません。

内因性の糖化とは、体内でメイラード反応を起こして糖化することです。具体的には、糖質の食物を多く摂取すると、血中のヘモグロビンと反応してHbA1C（糖化ヘモグロビン）が多量に発生し、これが糖尿病の原因物質になります。

糖化物質を摂取すると、大半は消化のプロセスの過程で分解され便になって出ていきますが、10％は分解されず吸収します。吸収されたうち0・7％は細胞に吸収され沈着します。この量は0・7％ぐらいですからたいしたことはなさそうですが、積り積もれば相当な量になります。年間１０００回の食事でＡＧＥを溜めるとなると、大変な量が細胞に沈着していることになるからです。しかも、一度細胞に入ってしまうと、それを排泄する手段はきわめて少ないとされています。

糖化は病気産生の元

糖化した食品を食べ続けると、ありとあらゆる病気になります。がん、骨粗鬆症、心疾患、脳血管疾患、膠原病、認知症、パーキンソン病、神経疾患、血管の老化、白内障、壊疽、腎臓病、耳鼻疾患、その他……。

なぜ、糖化した食品を多く摂ると病気になるのでしょうか。

《細胞内糖化で起こる現象》

①細胞破壊＝ミトコンドリアの破壊

細胞に少しずつ沈着していった糖化物質は積もり積もるとそれをなかなか排泄できないため、細胞内の重要な物質「ミトコンドリア」が冒されていきます。ミトコンドリアは生命のエネルギーの産生物質です。生きていくために必須の物質です。

一つの細胞に何千というミトコンドリアが存在することがわかってきましたが、糖化物質がミトコンドリアを次々に破壊していくと大変です。ミトコンドリア系のエネルギー回路が機能しなくなっていけば生命活動のエネルギーも出なくなってしまいます。

②細胞内破壊＝細胞核の破壊

細胞内で最も重要な場所は「細胞核」です。この核の中にＤＮＡが格納されているからです。細胞に入った糖化物質は、最終的には核まで冒していきます。核がやられて起こること……それは「発がん」です。どのような種類のがんも、この細胞核がやられて起こるというのが今の医学界の常識です。糖化物質がこわいというのは、細胞核の破壊による細胞のがん化なのです。

③細胞の酸化

糖化物質は酸化も起こします。糖化物質の毒に加えて酸化というダブルパンチも加わるからおそろしいのです。

《血管内糖化で起こる現象》

①糖化は血液の循環を悪くする

「ヒトは血管から老いる」といったのは、１８００年代に活躍した医師ウィリアム・オスラー博士です。この名言は今でも生きています。

血管の最も内側にある内皮細胞にマクロファージがプラーク（血管内に生じる斑状肥厚性病変のこと。大きくなってくると血管内を狭くする）をつくることが血管脆弱化の主要因とされています。それは確かなのですが、一番細い毛細血管（真毛細血管）に血（赤血球）が入らなくなることも大原因です。その結果、あらゆる病気と症状が出現するようになるのです。もっとも、内皮細胞のプラークも糖化が主要因ですが。

血管はあらゆる栄養素と酸素、水分、体温を運ぶ赤血球の通路です。体を国土に例えると、血管が道路、血液（赤血球）は車になります。人間の血管系は閉鎖血管系という構造を持ち、体の中をぐるりと循環しています。

血液を循環させる意味は何でしょうか。その第一義的な意味は「生命活動に必要な物質を体中に配達すること」です。この微小循環を悪くする因子こそ糖化なのです。

②糖化は活性酸素を作り出す

糖化物質は血液中でも酸化します。

結論：糖化は酸化と並ぶ病気の二大元凶なので気をつけねばなりません。「焼く」「炒める」「揚げる」「甘辛い物」は食べず、「煮る」「蒸す」「茹でる」、そして「生」を中心にしたいものです。

複合糖と単糖

複合糖と単糖の違い

複合炭水化物は、一般に複数のミネラルやビタミンとともに食物繊維が多く、「複合糖」ともいわれ、人間にとって価値の高いものです。

最大のエネルギー源として、生きていくために最重要な物質です。他の栄養源よりもはるかに燃えやすく、ガスが残りにくいクリーンなエネルギー源となります。

自然界の食物の複合糖としては、すべての穀物（米、麦、小麦、ヒエ、アワ、キビ、アマランサス、トウモロコシほか）、すべての野菜、すべての海藻、木の実、あらゆる果物、さらに草にも複合糖があります。

一方、これとは反対に問題となるのが精製したショ糖を加工した食物やブドウ糖の直接の摂りすぎです。このような糖質を「単糖」といいます。

単糖の加工食品は主に菓子、チョコレート、スナック菓子、氷菓子などが挙げられますが、調味料として煮物にも使われています。こういった菓子類は、複合糖と違って、ミネラルやビタミン、繊維はごく微量にしか含まれず、単純な形で存在しています。そのため、これらを摂りすぎるといろんな害が出現することになります。

単糖による害――白砂糖、グラニュー糖、氷砂糖は毒物

単糖（ブドウ糖、果糖、ショ糖）それのみを多く摂りすぎると、体は強く炎症し、障害が起こります。これらは個別に摂ってはいけないのです。ショ糖はブドウ糖と果糖の結合したもので、この三つの単糖を直接摂ることは人間にとっては大変なデメリットになります。これらの過食で起こる症状は次のとおりです。

①腸内腐敗、消化器官炎症、全身の炎症

ショ糖の入った食物は、胃腸内で悪玉菌、日和見菌、さらに真菌の餌となり、これらの繁殖を促進します。このため、胃炎、腸炎、大腸炎、食道炎といった消化器系が強い炎症を起こし、胸焼け・胃部不快、下痢、便秘のみならず、さまざまな痛みをともなうようになり、便も臭くなり、腸内腐敗が進行し、全身に悪影響を及ぼします。

単糖であるショ糖と麦芽糖は二つの分子がしっかり結合して安定していて、還元性がありません。こういう糖を「二単糖」といいます。糖は分解されてブドウ糖と果糖になり、本来は消化器系で吸収され、栄養になるのですが、なかなかそうはいかないのがショ糖です。さ

らにショ糖は分子が小さいため、胃で分解されずにそのまま血中に侵入し、血中でカビ（真菌）の元となったり、悪玉菌のエサとなって全身を流れ、感染源となります。扁桃腺炎や膝が腫れたり、甲状腺が腫れたり、全身の炎症のある時は、ショ糖を多く食している場合が多いのです。もちろん、ブドウ糖や果糖を単独で食しても同様な症状を生じます。

②低血糖の危険性

単糖を多く摂ると、胃や腸からすぐに血中に吸収され、血糖は上昇します。そこで、血糖を抑えるホルモンであるインスリンが出現することになるのですが、このインスリンが血中に到達した頃には、血中のショ糖は流れてすでに血中に存在しないことが多く、そのため血糖値はいきなり下がることになります。その時、最も被害を受けるのは脳です。脳の中が低血糖を起こすとさまざまな精神的影響が起こるのです。

低血糖になると、出てくるホルモンはアドレナリンです。アドレナリンは血糖を上げるホルモンです。しかし、このアドレナリンによって食欲が出て、血糖が再び上がりすぎます。しかもこのアドレナリンは、精神を凶暴にしたり、イライラや異常な怒りを出すホルモンです。精神の破綻をまねきます。

低血糖をなんとかしたいとこのアドレナリンが分泌されると、また甘いものが欲しくなり、貪り食べるようになります。そこで高血糖となりますが、すぐにインスリンが出ます。そしてまた低血糖。これを繰り返すという悪循環になっていきます（これを「インスリン・スパイク」という）。その結果、ありとあらゆる病気の問屋になっていくのです。

低血糖の時に起こるのが精神異常です。精神的には多動、落ち着きがない、情緒不安、イライラ、うつ症状などが出てきたり、暴力、無意識の犯罪といったさまざまな問題行動にもつながります。このような低血糖を起こすと、「注意欠陥／多動性障害」になったりすることもあります。アルツハイマーもショ糖の害であるとの指摘もあります。

③骨粗鬆症

ショ糖は強い酸性食品です。この食品を摂るとすぐに血中に吸収されるのですが、血中に入ると中和のためアルカリ性のミネラルが動員されます。アルカリ性のミネラルとは、最もアルカリ度の高いものすなわちカルシウムです。ショ糖摂取が続くと当然、骨からのカルシウム動員が続き、その結果、骨はカルシウム不足となって骨粗鬆症になっていきます。

④便秘、憩室、ヘルニア、胃下垂、内臓下垂、臓器下垂

ショ糖の入った食物（和・洋・スナック菓子ほか）を毎日摂っていると、胃腸管が弛緩します。その理由はカリウム様作用によるものといわれています。

ショ糖にはカリウムどころかほとんどのミネラルは存在しないのですが、組織にショ糖を付けた実験ではすべてが溶け、カリウムだけが残ったとされ、相対的に高カリウムと同じ現

象が起こるのです。

その結果、カリウムの組織弛暖作用が続いて、胃腸管は弛みます。それによって胃も腸も下垂を起こし、垂れ下がります。腸の弛みは蠕動運動の不良につながり、便秘になりやすいし、それでもなんとか便を出そうとするので、腸壁が内圧でふくれあがり、憩室が起きたりします。

組織の弛みは、ヘルニア（小用径または椎間板）や子宮脱が起こりやすくなります。眼瞼下垂も起こりやすくなります。また、重症筋無力症もショ糖の過剰摂取が原因であることが多いといわれています。

⑤糖尿病

血糖が上がるたびにインスリンの動員を繰り返していくと、糖の吸収ができにくくなり（これを「インスリン抵抗性」という）、糖尿病になっていきます。

⑥めまい（メニエール病）、浮腫

組織の弛暖は体液の露出を起こします。その結果、全身がむくみやすくなります。内耳がむくんで起こるのがメニエール病です。

⑦足白癬と水虫及び帯状疱疹

これらの症状も白砂糖が原因です。

こうして見てみると、ショ糖の入った食物はまったくよいところがないように思えますが、たまに食したり、コーヒーに少量入れたりして摂る分にはどういうことはありません。問題は和菓子、洋菓子などのスイーツやアイスクリーム、スナック菓子、清涼飲料水などを常飲食しているかどうかです。これらを常飲食するとカビは生えるし、シミはできるし、病気にはなるし、ろくなことがありません。

《白砂糖で起こる病気》

- 消化器炎症、消化器疾患（胃炎、大腸炎）
- 低血糖
- 骨粗鬆症
- 便秘、下痢、憩室、ヘルニア、痔、胃下垂、内臓下垂
- 糖尿病
- アルツハイマー病、うつ病
- メニエール氏病（めまい）、浮腫
- 水虫、帯状疱疹、腸の中のカビ、血中のカビ
- 歯周病、虫歯

- 眼の病気、鼻の病気、耳の病気
- 感染症（肺炎、気管支炎、風邪、咽頭炎）
- 舌がん、口腔がん、上顎洞がん
- クローン症、潰瘍性大腸炎
- アトピー、喘息、花粉症
- 胆管がん、胆のうがん、膵臓がん、大腸がん、胃がん、肺がん、乳がん、子宮がん、卵巣がん、その他のがん
- 脳の病気（注意欠陥多動性症候群、うつ病、脳腫瘍ほか）

病気の成り立ちの根本

ここで慢性病の根本的成り立ちを考えてみたいと思います。慢性病というのは、徐々に発症して治療も経過も長期に及ぶ疾患の総称ですが、糖尿病や高血圧、脂質異常症などの生活習慣病のほか、腎疾患、リウマチ、アレルギー性疾患など、免疫異常の体質などによって引き

起こされるものもあります。

腐敗とアンモニアの生成が根本原因

人間の体では、細胞の入れ替えと再生という代謝が常に行われています。2016年のノーベル医学・生理学賞を受賞した大隅良典氏（東京工業大学栄誉教授）が解明した「オートファジー」のメカニズム（死亡した細胞を再生する酵母の発見とその働きを解明）は、まさに細胞の入れ替え、再生の原理のベースとなるものを解き明かしたのでした。

宇宙法則的にいうと、「原因と結果の法則」であり、「エントロピーの法則（無常の法則）」です。その細胞をつくる大元は「食」です。

慢性病の根本的原因は、①食の悪さ、②ライフスタイルの悪さ、③ストレス過多なのですが、①〜③によって起こってくることは、まず「腸の腐敗」です。腸の腐敗によってアンモニアと活性酸素を生み出し、それがありとあらゆる病気へとつながっていきます。

腐敗菌の増殖は食べ物が原因

食物そのものが悪かったり、食生活が悪かったりすると、腸での消化活動がうまくいかず、消化器官は腐敗菌が繁殖して炎症を起こします。腸内で腐敗が起きると、脱炭酸し、アンモニア（アミン類）が急速に増加します。

消化器官で腐敗する理由は、大腸では1キログラムで1兆個、小腸でも1平方センチメートル当たり1000～1万個ものバクテリアが存在するからです。そこに腐敗菌の餌（悪い食物）を与えると大繁殖するのです。

そして、腐敗の時に発生するアミン類というアンモニア群がすべての病気のベースとなっていきます。胃炎も食道炎も、小腸炎症、胆管炎、大腸全体の炎症もすべて、腐敗→アンモニアから出現します。そしておそろしいことに、このアミン類は消化器官内部のみにとどまらず、けっこうな量が全身に回っていきます。これが「タンパク質のかけら」の侵入というものです。

「タンパク質のかけら」すなわち窒素残留物（アミン類の一部）は、肝臓から血中に入り、血流によって全身に行き渡りあらゆる悪いことをします。痛みも慢性病（生活習慣病や難病）もすべてここから生じていくのです。

腐敗菌が転じたアミン類が悪さをする

腸でさまざまなアミン類というアンモニア群が出現するとき、そのアミン類が猛毒なため、消化管が炎症したり、アンモニアを吸収して活性酸素をつくり全身に悪さをします。

アミン類には、インドール、スカトール、フェノール、プトレッシン、スペルミジン、ガダベリン、モノアミンその他があります。

動物性のタンパク質に比べて植物性タンパク質が悪さをほとんどしないのは、植物性タンパク質にはファイトケミカル、ビタミン、ミネラル、食物繊維が豊富に含まれているからです。

好中球がつくる活性酸素

体内では腐敗菌（悪玉細菌）が増殖すると、それを退治するために好中球が出てきて攻撃しますが、その武器は活性酸素です。この活性酸素からの直接の害もあります。

人間を樹木に例える

病気のこのような成り立ちは、樹木に例えると明確になります。

この樹木には根っこがあり、根っこには栄養吸収細胞があります。だから土壌から栄養を吸収できます。土壌が腐っていると木は間違いなく枯れるでしょう。人間の体もまったく同じです。

人間の体で土壌にあたるのはどこでしょうか？　樹液？　葉っぱ？

土壌にあたるのは腸の中です。それは腸繊毛といわれる部分です。

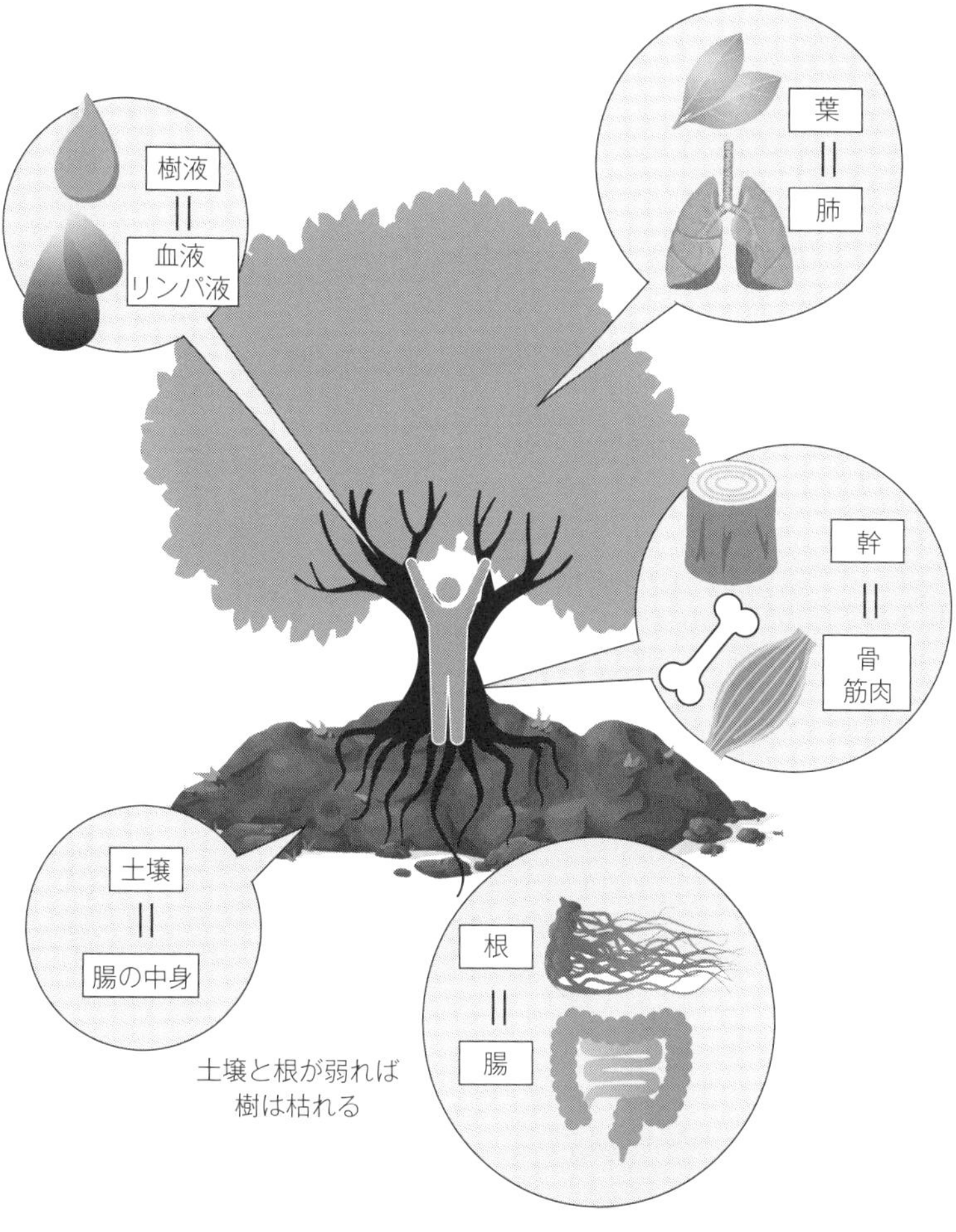

図表2-1　生命の樹

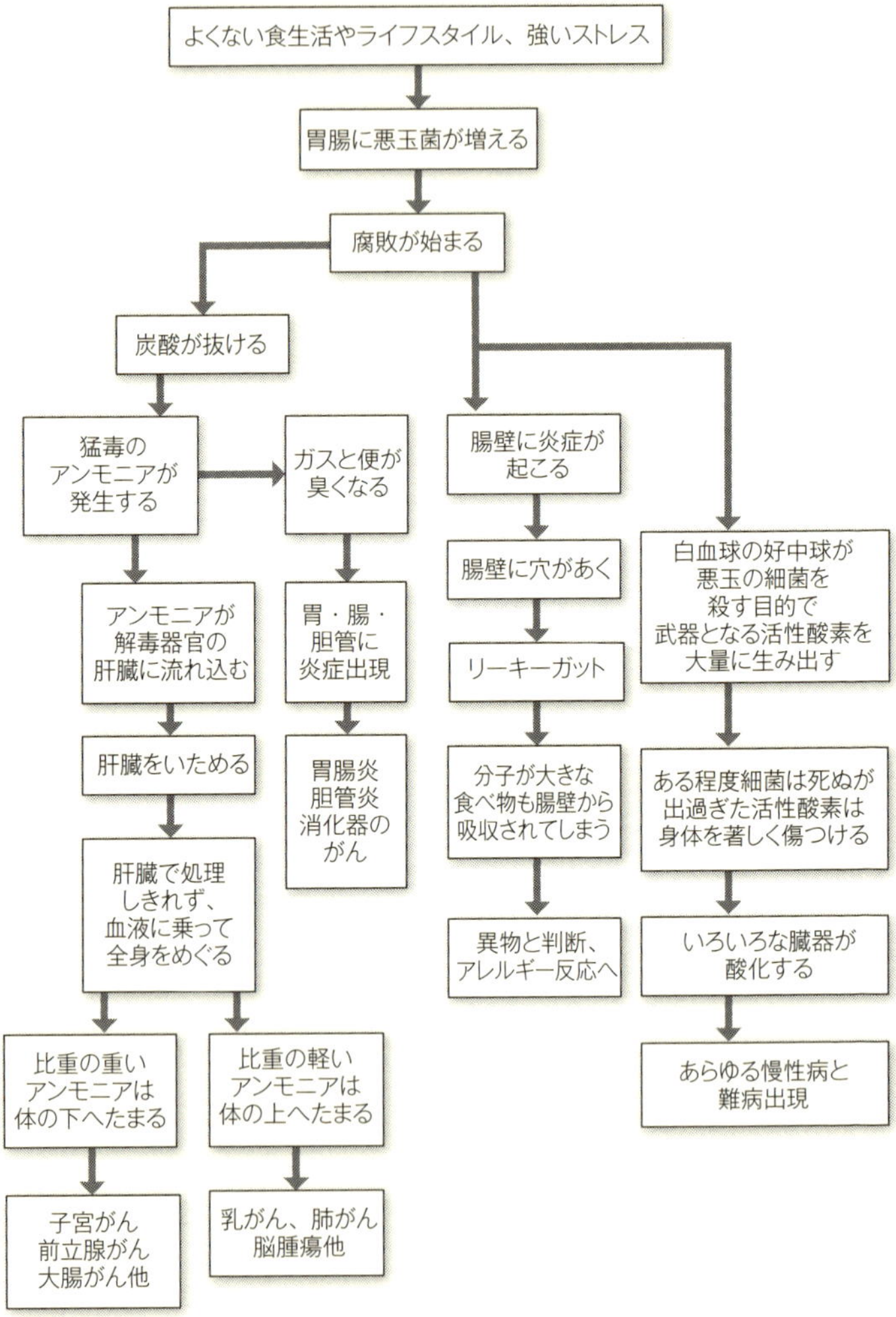
よくない食生活やライフスタイル、強いストレス
胃腸に悪玉菌が増える
腐敗が始まる
炭酸が抜ける
猛毒のアンモニアが発生する
ガスと便が臭くなる
胃・腸・胆管に炎症出現
胃腸炎 胆管炎 消化器のがん
アンモニアが解毒器官の肝臓に流れ込む
肝臓をいためる
肝臓で処理しきれず、血液に乗って全身をめぐる
比重の重いアンモニアは体の下へたまる
子宮がん 前立腺がん 大腸がん他
比重の軽いアンモニアは体の上へたまる
乳がん、肺がん 脳腫瘍他
腸壁に炎症が起こる
腸壁に穴があく
リーキーガット
分子が大きな食べ物も腸壁から吸収されてしまう
異物と判断、アレルギー反応へ
白血球の好中球が悪玉の細菌を殺す目的で武器となる活性酸素を大量に生み出す
ある程度細菌は死ぬが出過ぎた活性酸素は身体を著しく傷つける
いろいろな臓器が酸化する
あらゆる慢性病と難病出現

図表2-2　慢性病の根本原因と成り立ちチャート

腸が腐敗すると人間は知らぬうちに病気をするのです。

根っ子は腸絨毛と同等といえる理由は、栄養吸収細胞のある場は、人間では腸絨毛しかないからです。

葉は肺、樹液は血液でしょう。

微小循環から見た病気の成り立ち

動物食や糖化食、砂糖菓子などは病気の根本原因ともいうべき食物ですが、これらを食べると赤血球の微小循環をきわめて悪くします。

微小循環すなわち毛細血管は全身の93％も巡っていますが、この微小循環がしっかりと円滑に流れているか否かは健康になるかならないかを決定づける大因子となります。血液を流れる赤血球がどんな細い血管でも流れなくては、人間は健康どころか生命活動を維持できません。なぜなら赤血球が酸素と同時にあらゆる栄養素を運んでいるからです。

ちなみに赤血球は毒素などを排泄する役目もしています。もし組織や細胞に酸素と栄養素が届かなくなったら、その組織は飢餓状態となり病的状態～病気に導かれます。

円滑な生命活動により健康を保っていくためには、微小循環すなわち毛細血管の中を赤血球がしっかりと流れることです。

酸素と栄養素を運ぶ役割は赤血球が担っていますが、流れる道は血管系です。血管は心臓から始まり大動脈という太い血管を走り、組織の末端では毛細血管という細い血管になっていきます。あらゆる血管系をつないでみると、なんと地球2周半、10万キロメートルにも及びます。その93％は毛細血管（微小循環系）です。

毛細血管は道路でいえば小路です。小路にはその小路の先にまたさらなる細い路地があり、末端では最も細い真毛細血管となります。

赤血球は幹線道路や小路、路地を走る小型車のようなもの。車には酸素と栄養素を乗せていきます。動脈の道路に小型車が入り各地に行き、酸素と栄養素を供給し、そこから今度は老廃物と二酸化炭素を乗せて静脈の流れに乗って心臓に戻っていきます。

小型車である赤血球は常に1個1個が離れて独立して動かなくてはなりません。車が連結して大きくなったら狭い小路に入れなくなるからです。そして、ルロー（赤血球がくっつく状態＝連銭形成）を起こしたり、アキャンソサイト（赤血球の金平糖状化）になったりすると、血液は真毛細血管に入らないのです。

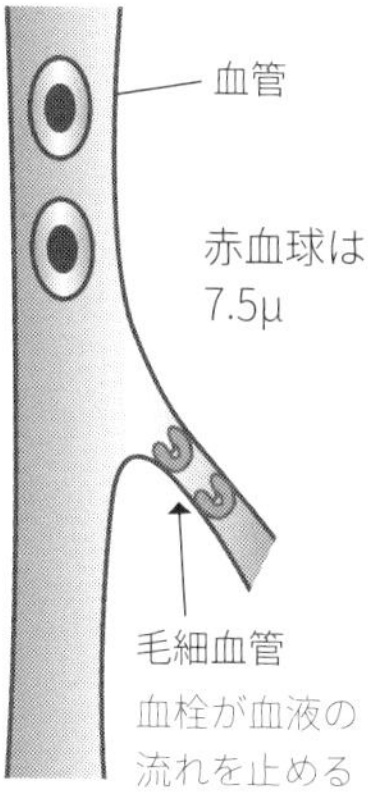

赤血球は形の性格上、毛細血管に入ることができる。
赤血球はマイナスイオンが周囲をチャージしている。そのため赤血球同士ははじいて、本来はくっつかない。それゆえどこにでも入れる。

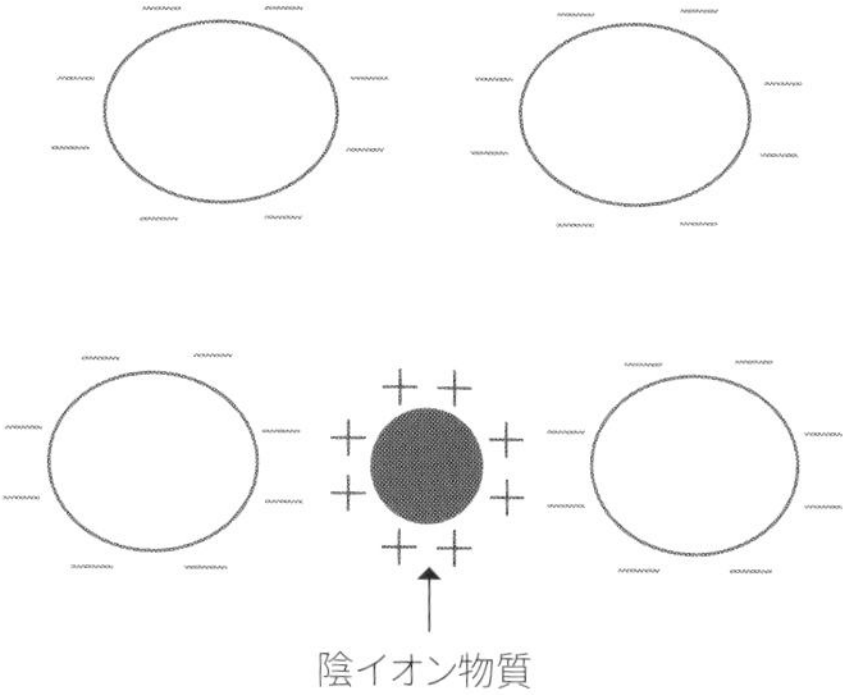

赤血球の構造

- 赤血球は、分化の過程で核を失う（脱核）ため、核を持たない。また、ミトコンドリアも失っているため、解糖系によりエネルギーを得ている。
- 中央部がへこんだ円盤状の形態をしている。
- この形態により赤血球は高い変形能を持ち、自分の直径より狭い毛細血管内でも自由に変形して通過することができる。

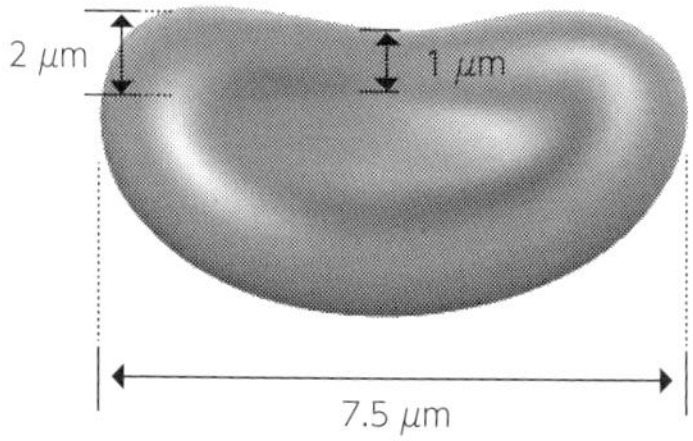

図表2-3 赤血球の構造と血管

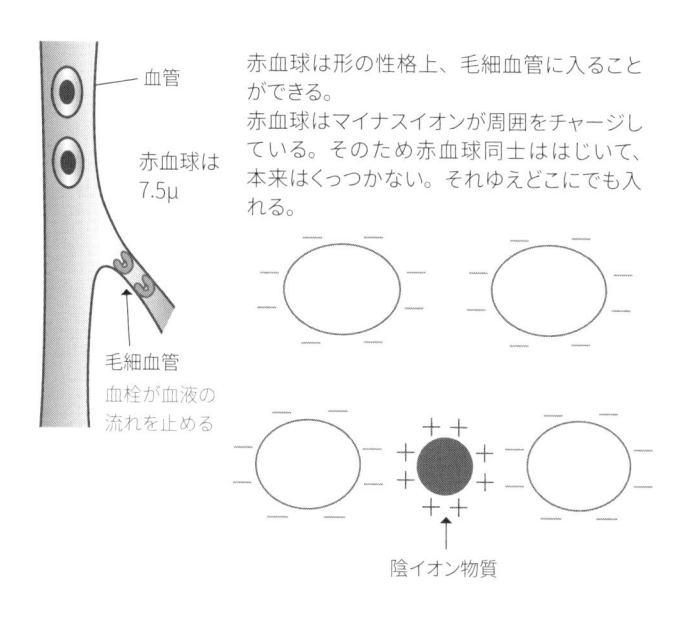

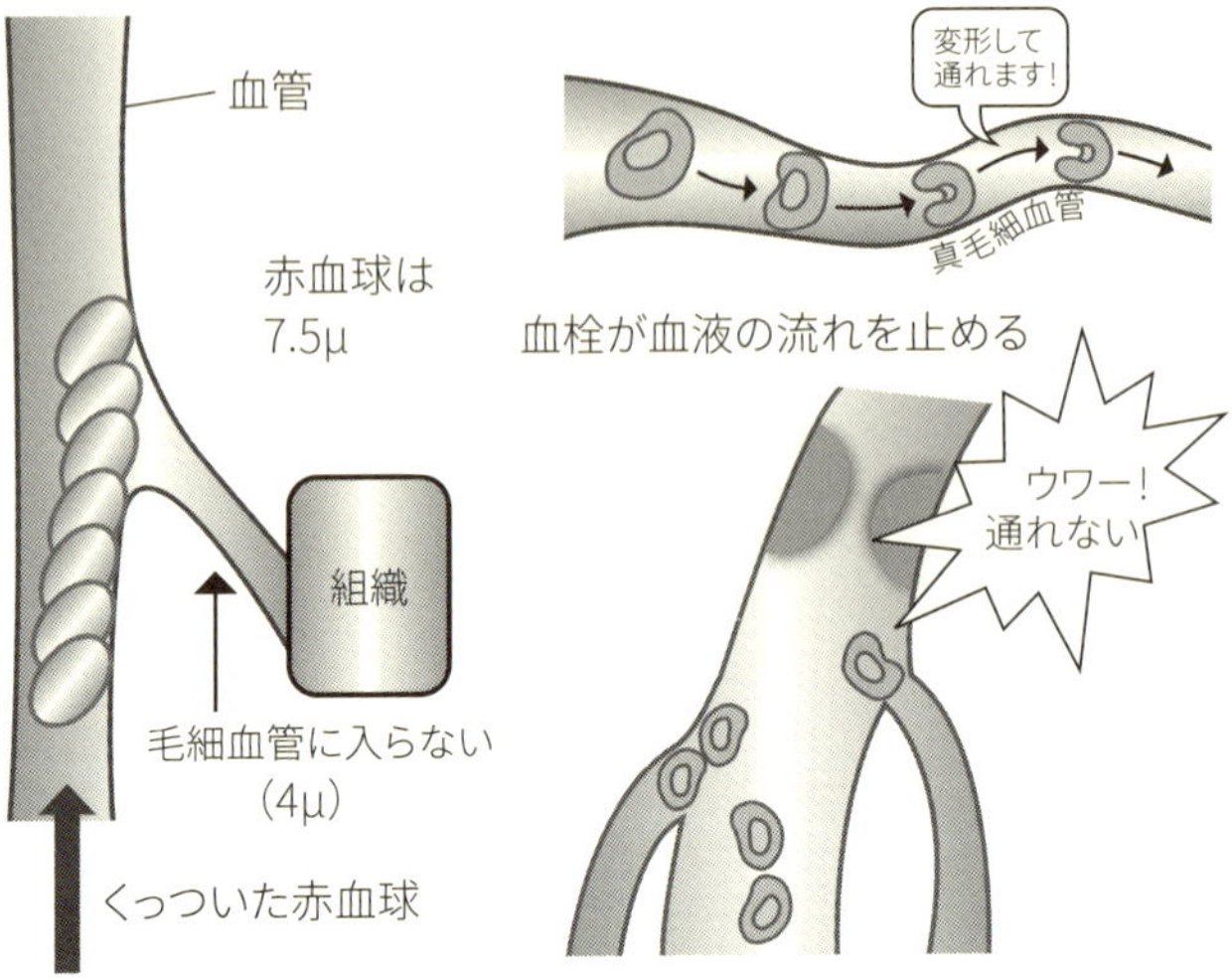

図表2-4　ルロー、アキャンソサイトと赤血球の状態

ルローやアキャンソサイトには、これを起こす原因があります。①動物性タンパク質、②糖化食、③砂糖菓子や砂糖。この三つの要因で血液は真毛細血管に入りません。真毛細血管に血が入らなくなった場合、その組織は飢餓状態となり、酸素不足、栄養不足の結果、活性酸素だらけとなり、その部位の病気（特にがん）になっていきます。乳房なら、乳腺症 ↓ 乳がんというように。

また、痛みもここから生じてきます。酸素の行かないところに乳酸が生じ、筋肉をカチカチに固めることで痛みが生じるのです。これが微小循環から見た病気の成り立ちです。

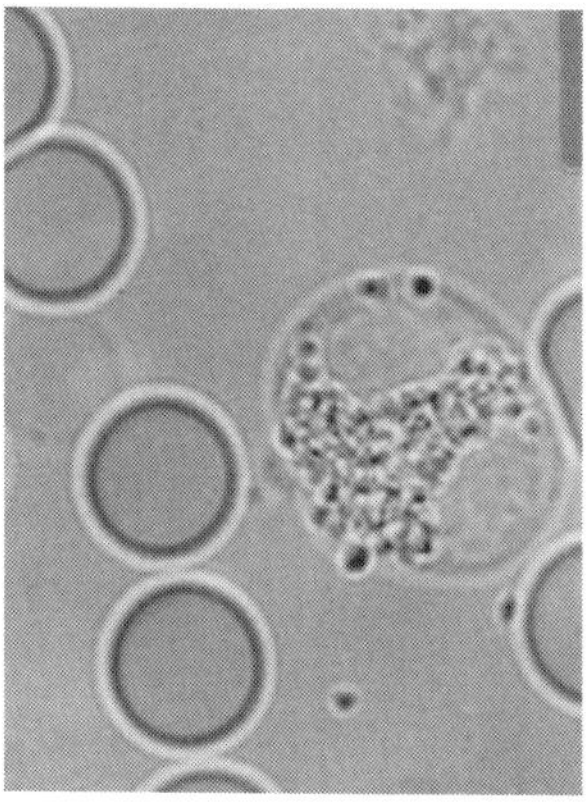

❶正常な赤血球

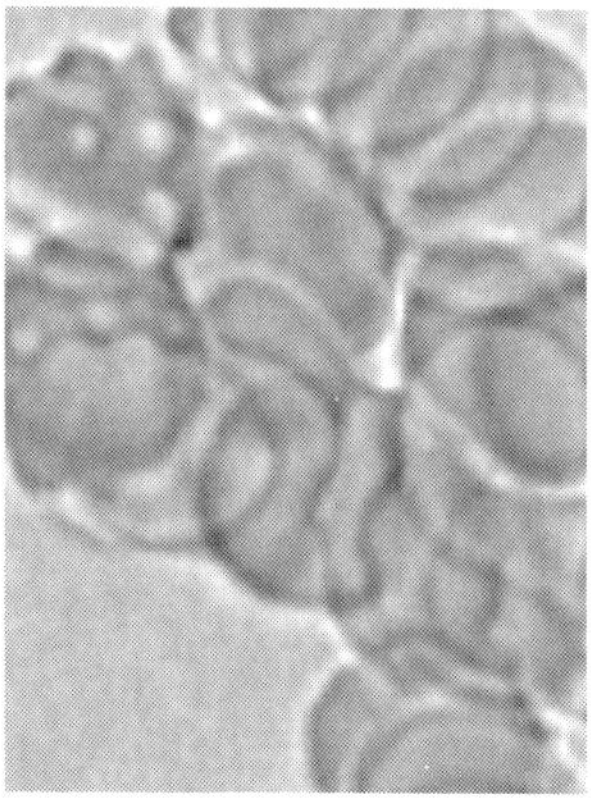

❷ルロー化した赤血球

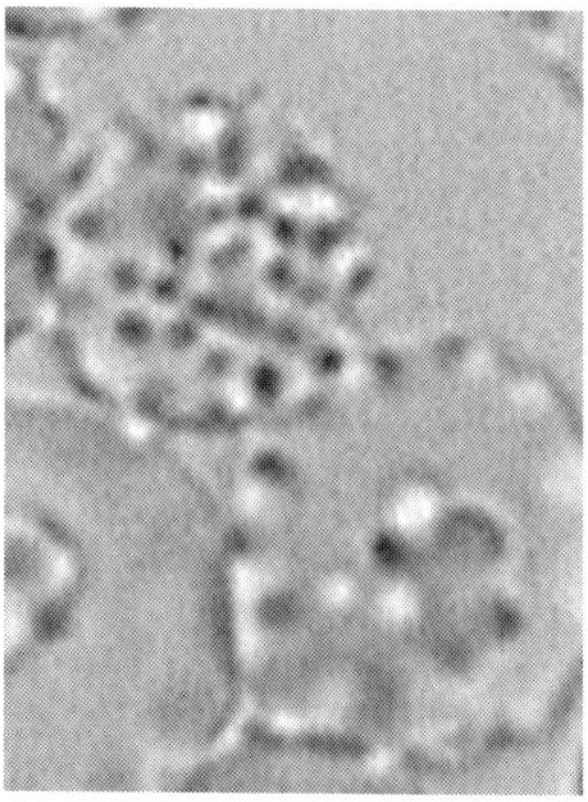

❸アキャンソサイト

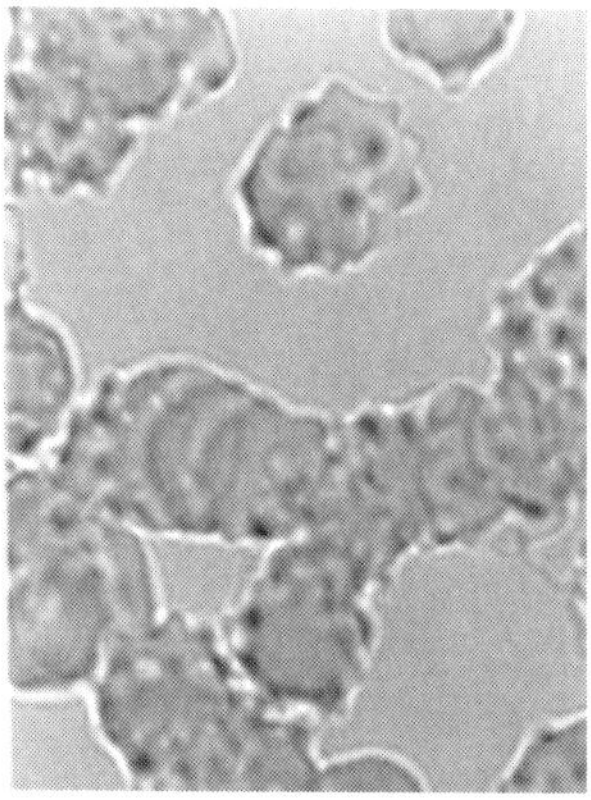

❹ルロー＋アキャンソサイト

図表2-5　さまざまな赤血球の状態

ルローやアキャンソサイトで病気が起こる理由

ルローになったりアキャンソサイトになったりすると、赤血球は真毛細血管にはまったく入れません。わずか2個のルローとなっても真毛細血管には入れません。

赤血球が真毛細血管を流れないと、その毛細血管の支配する組織や細胞が栄養不良と酸素不足に陥り、飢餓状態を起こしますが、組織が飢餓状態を起こすと大変です。その組織は機能がきわめて悪くなるし、代わりに悪の権化である活性酸素が大量に出現するからです。活性酸素はどんどん細胞を酸化させ侵し、最後には細胞の中の核までを破壊してしまいます。その結果、がんをはじめとするあらゆる病気が出現します。また痛みもともないます。

がんはまず「酸素のないところに生ずる」(ドイツ：ワールブルグ博士、1931年)のです。微小循環のよくないところが、がん細胞の恰好の繁殖場となるのです。

生野菜とフルーツ食の効果

動物性タンパク質や糖化食はルローまたはアキャンソサイトの原因になり、真毛細血管に赤血球が入れなくなりますが、その真逆の効果のある食物があります。

植物性の生の食物では、ほとんどルローやアキャンソサイトにはなりません。

その理由は、生の食物(フルーツや生野菜)にはプロテアーゼ(タンパク質分解酵素)があるからです。プロテアーゼが入っていると、ルローの大元のゼーター電位は破壊されず、マイナスイオンが帯電したままだからです。マイナス同士だからくっつかないのです。

病気の六大元凶

さてここで病気をつくる根本的原因の何が悪いかを解明しましょう。
私は病気の原因には大きく六つの元凶があると考えています。

《病気の六大元凶》
①動物性タンパク質（肉、加工肉、鶏卵、牛乳、チーズ、魚肉他）
②砂糖（砂糖菓子、ケーキ、その他）
③糖化（糖化食品、高ＧＩ食品など）
④ライフスタイルの乱れ（食生活、睡眠など）
⑤ストレス過多
⑥タバコ

この六つ以外の病因を挙げるとすれば、「高圧電線の下に住む」とか「暗い湿ったカビの生える家での生活」「飛行機に乗る搭乗スタッフ」「高層マンションの高層階に住む人」「過食者」「昼夜逆転生活者」といった因子もあるでしょう。ただしこれらは①〜⑥の原因よりは小さいと思われます。①〜⑥の六大元凶はルローを起こして栄養や酸素を臓器に運ばなくするため根本的原因となります。

チャイナ・プロジェクト

六大元凶の中でも動物性タンパク質の過食が一番大きいでしょう。

1983年にスタートし1993年に発表されたT・コリン・キャンベル教授と弟子たちによる史上最大の疫学調査（中国での調査）とネズミの実験の結果は、動物性タンパク質を過食するおそろしさを裏づけるに足るすごいものでした。

この調査のことを「チャイナ・プロジェクト」と呼びますが、1977年のマクガバン報告に優るとも劣らない優れたレポートでした。

参加したのは、コーネル大学（米）オックスフォード大学（英）、中国衛生部（中国）、中国医療科学研究院（中国）の四つの研究組織です。中心となった研究者はコーネル大教授のT・コリン・キャンベル博士でした。

このプロジェクトは二つの方法で人々に真実の結果を提示しました。「中国の疫学調査」と「ネズミによる実験」です。

中国の疫学調査でわかったこと

まず中国の疫学調査でわかったことは、中国の田舎の人の心臓麻痺(心筋梗塞)による死亡率は少なく、アメリカの心臓麻痺死亡率は圧倒的に高かったこと。アメリカ男性の心筋梗塞死亡率は中国男性のなんと17倍もあったのです。

この原因は、アメリカ人男性の肉食にありました。またアメリカ人女性の乳がん死亡率は中国人女性のそれの5倍もありました。これまたアメリカ人女性の肉の過食が原因であることがわかりました。

●アメリカ人のタンパク質摂取量の割合は15~20%と多く、そのうち80%以上が肉食

●中国の田舎に住む人のタンパク質摂取量は10%ぐらいで、そのうち90%は植物性

レポートには「このような食生活のお陰で、貧しい中国の田舎に住む人々はぜいたく病が劇的に少なかった」と記されています。同じ中国でも、ぜいたくな生活による生活習慣病が共通して高率で発生するのは都会の地域とも。都会では、収入とライフスタイル上の理由から脂質、肉類、その他の動物性タンパク質をより多く摂取していたのです。

さらに、がんや他の病気の発生率は、血中のコレステロールやＢＵＮ（血清尿素窒素）の値に直結していました。高いコレステロール値やＢＵＮはさまざまながんに関係していたそうです。このデータはコレステロール値とＢＵＮがともに上がると、がん、心臓病、糖尿病の発生率もそれにともなって上昇することを示していました。

このチャイナ・プロジェクトの調査でわかったことは「わずかな量の動物性食品さえ疾病率を大きく上げる」ことでした。

一方、より多くの植物性食物を含んだ食べ物を摂っている人ほど疾病率は低かったそうです。

キャンベル博士はこう結論しました。

「ごく単純にいって動物性食品を植物性で置き換えるほどより健康になれる」

「私はヴィーガン食が理想の食事と考えています」

ネズミの実験でわかったこと

キャンベル博士たちはネズミでも実験をしました。

この実験では、「カゼインタンパク質を20％、植物性の食べ物を80％入れた餌をネズミに食べさせたら、すべてのネズミが肝臓がんで死亡した」というとんでもないデータが出てきました。また、５％のカゼインタンパク質を食べさせたケースではネズミはほとんど悪くならなかったといいます。ある閾値《いきち》以上のカゼインタンパク質を何匹にも食べさせて実験しても、すべて肝臓がんになったというのです。

Ｔ・コリン・キャンベル博士はこの実験結果に驚き、「到底信じられない」を連発したといいます。おそらくカゼインタンパク質がここまで悪い影響を及ぼすとは思っていなかったからでしょう。また、肉のタンパク質も鶏卵のタンパク質もカゼインほどではなくても、それに準じるものでした。

カゼインタンパク質は牛の87％も占めるタンパク質です。それゆえ日常的に牛乳を飲んだりチーズを食べたりすればカゼインタンパク質を多量に摂取することになります。

カゼインタンパク質は「にかわ」状の物質で、木工用接着剤に使われる粘着性のきわめて強いものです。そんなものを飲んだり食べたりすれば胃も腸も荒れ、強烈なアミン類が出て肝臓を荒らします。ネズミのような小さな動物では肝臓がんになりましたが、人間が摂取すると肝臓がんよりホルモン依存性がんのほうがより多く出現するようです。

牛乳やチーズのカゼインタンパク質による病気

牛乳、チーズ、ヨーグルトのカゼインタンパク質は、人間にとってはかなりの毒物ともいうべきものです。それはキャンベル博士のネズミの実験によって明らかになりました。キャンベル博士はまた別の面白い実験を行っています。

それは「1型糖尿病の母親が出産した後、乳児が1型糖尿病になるケースはどういうことでなるか？」という観察です。

1型糖尿病は膵臓のβ細胞が障害されてインスリンホルモンが出ない病気です。この病気の患者は外部からインスリン注射が必須です。インスリン注射をしないと死んでしまいます。

1型糖尿病の女性が妊娠して出産した場合、今までは「遺伝性なので赤ちゃんも1型糖尿病になるだろう」とされ、医師は毎日のように採血をし、血糖を調べていました。ところが「あること」をしたら、その赤ちゃんは1型糖尿病にはなりませんでした。

その「あること」とは、「乳児を母乳で育てた」場合は1型糖尿病にならなかったのです。

一方、赤ちゃん用調整粉ミルクで育てられたら「数%の例外を除いてほどんどの赤ちゃん

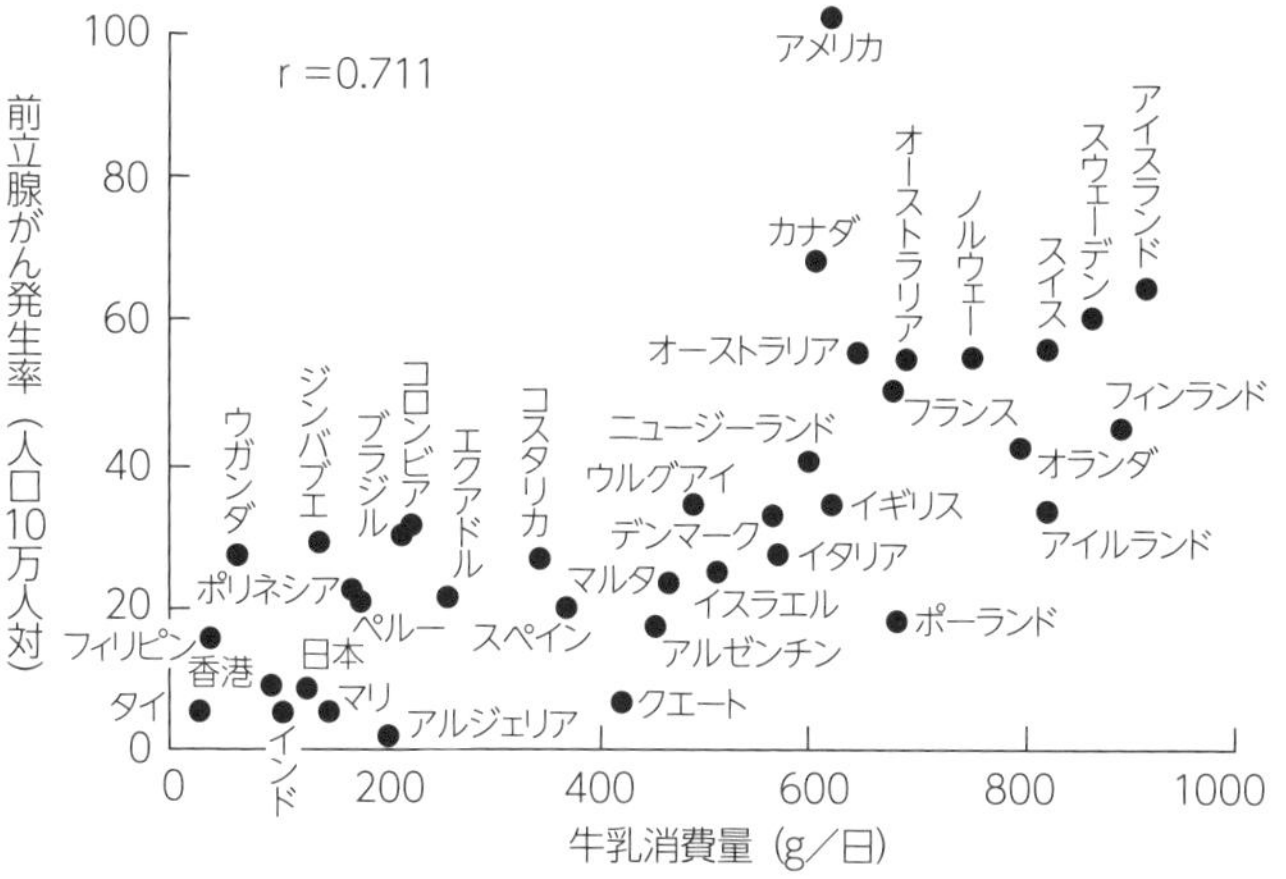

出典：International Journal of Cancer 98 : 262-267, 2002

図表2-6　牛乳の消費量と前立腺がん発生率

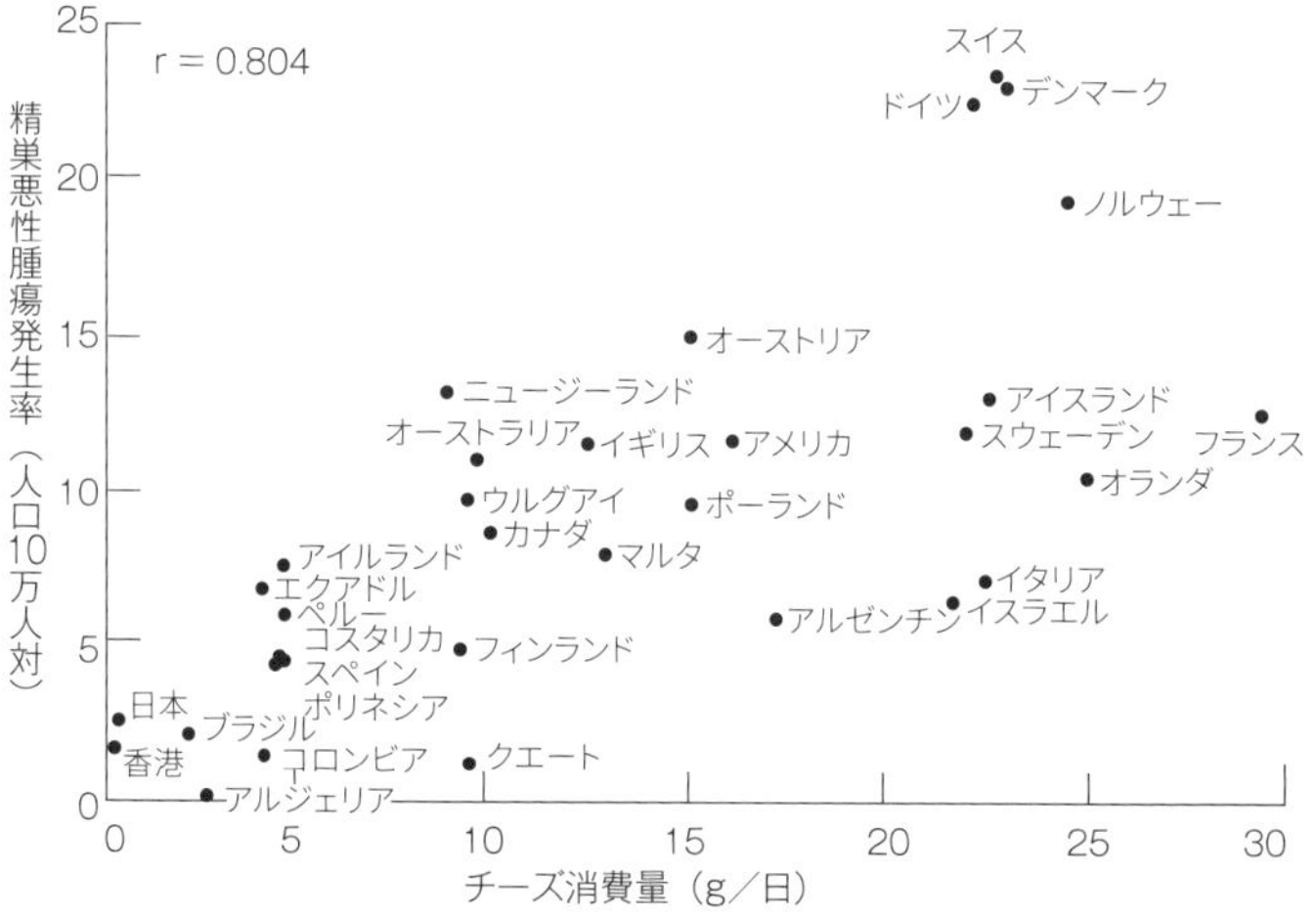

出典：International Journal of Cancer 98 : 262-267, 2002

図表2-7　チーズの消費量と精巣がん発生率

が1型糖尿病になった」そうです。

キャンベル博士の結論は次のとおりです。

「遺伝性に加えて、調整粉ミルクのカゼインタンパク質が赤ちゃんの膵臓のβ細胞を破壊していた」

つまりカゼインタンパク質は、がんや糖尿病の要因になるおそろしい物質でした。がんや糖尿病以外にも、多発性硬化症は牛乳多飲者ほど多いというデータもあります。

日本ではアトピーやクローン病も増えていますが、昭和30年（１９５５）に牛乳が給食に出るようになり、国民に浸透してから初めて出現した病気ということがわかっています。何十万年という日本の歴史でこれらはただの一度もなかった病気なのです。それがなんと牛乳が日常的に食卓に入ってから出てきた病気なのです。また、筋萎縮性側索硬化症という原因のよくわからぬ難病も牛乳が原因の一つではないかと指摘する専門家もいます。

チーズもかなりの毒

チーズは牛乳よりカゼインタンパク質が多いものです。牛乳が凝縮され濃厚だからです。そのため毒性はさらに増します。そのチーズを焼くと糖化が加わります。それゆえピザやフォンデュはチーズの毒性をさらに上乗せする食べ物となります。

牛乳が人間にとってよくないのはなぜか

- 牛乳を多く飲むと乳がんになるリスク7倍
- 〃　前立腺がんリスク4倍
- チーズを多く食べると乳がんになるリスク14倍
- 〃　前立腺がんになるリスク8倍

これらはすべてデータに基づく数字です。いかに牛乳やチーズのカゼインタンパク質が人間の体に悪いかがわかります。

「ヨーロッパは1万年以上前から牛乳やチーズが根づいているからヨーロッパ人にはフィットしていて問題はなく、問題があるのはアジア人だ」という意見がありますが、以下のグラフを見るとそんなことはないことがよくわかります。チーズを多く消費する国ほど精巣がんや卵巣がん、その他のがん罹患者が多いことは明らかです。

また、カゼインタンパク質に限らず、高タンパク質の食事は以下のような疾病になりやすいことも明らかになっています。

《高タンパク質食で起こる主な病気》

- がん
- アレルギー（アトピー、花粉症、喘息、クローン病ほか）
- 痛風
- 膠原病、神経疾患
- 腎不全
- 目、耳、鼻の病気
- 脳の病気
- 心臓病
- 糖尿病
- 下肢静脈瘤
- 精神疾患（認知症含む）
- 皮膚病

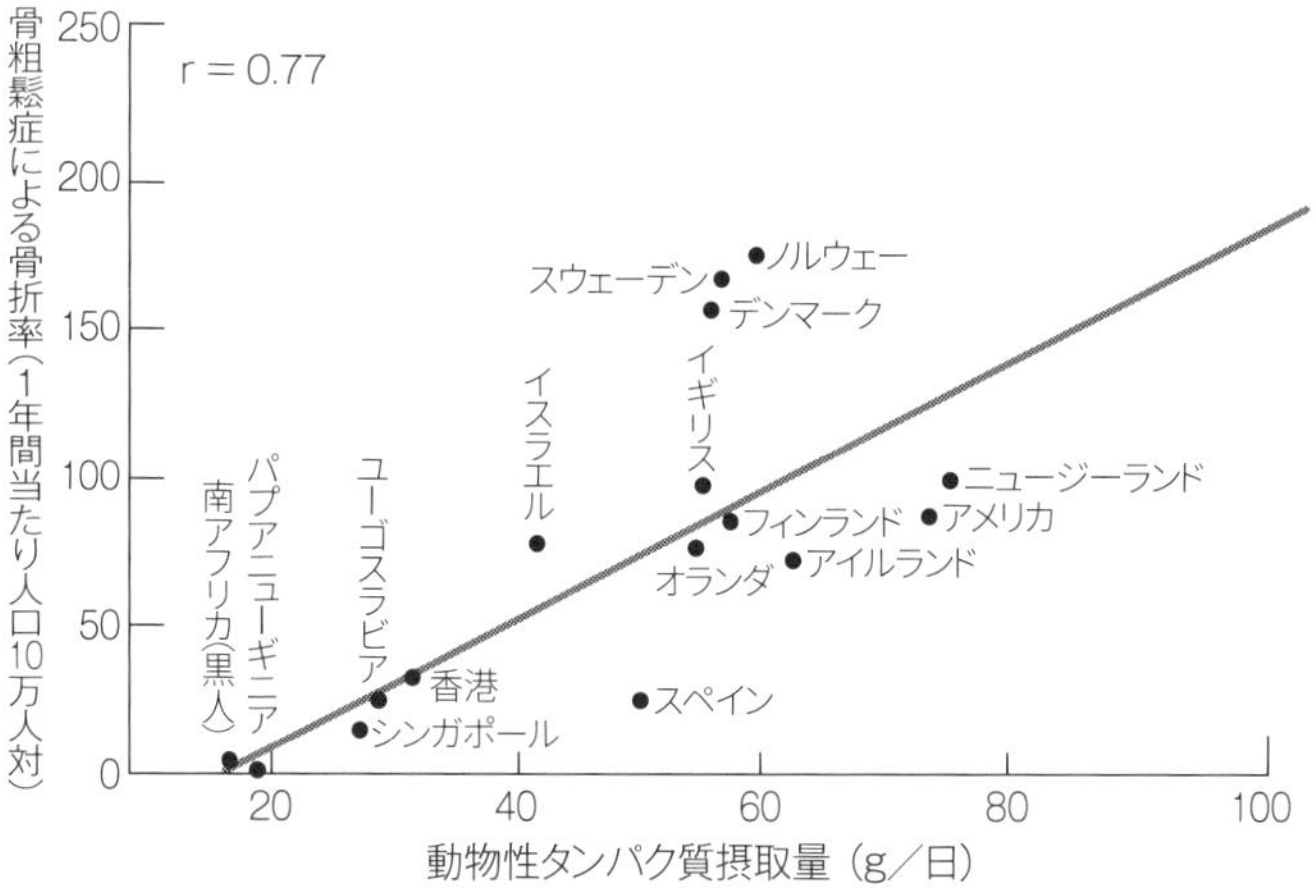

出典：Abelow BJら Calcified Tissue International 50 : 14-18, 1992

図表2-8　動物性タンパク質の摂取量と骨粗鬆症による骨折率

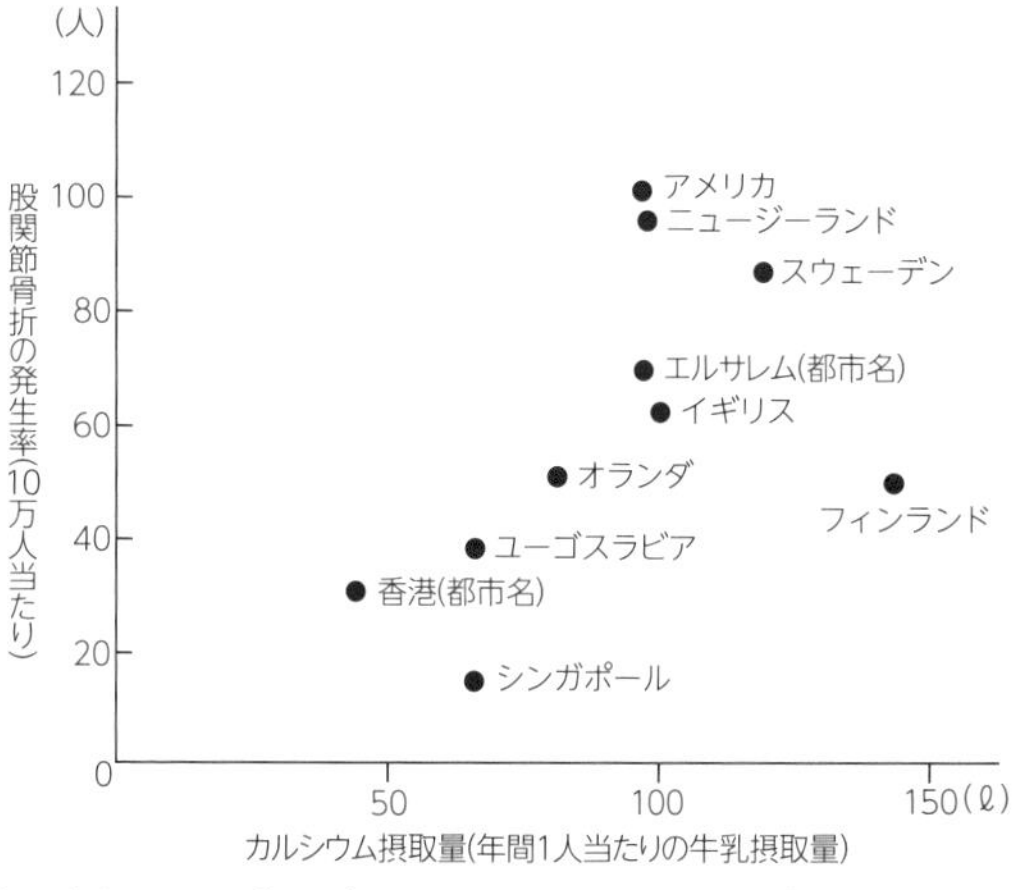

出典：『チャイナ・スタディー』T・コリン・キャンベル／トーマス・キャンベル著
松田麻美子訳（グスコー出版）

図表2-9　カルシウム摂取量と股関節骨折の関係

牛乳が人間にとってよくない証拠

ハーバード大学調査

1980年から12年間にわたって、30〜55歳の女性看護師7万7761人を対象に、牛乳や乳製品の摂取と骨折の関係について追跡調査しました。

●グループA……毎日コップ2杯以上の牛乳を飲む
●グループB……週に1回だけ牛乳を飲む

その結果は「牛乳をたくさん飲んでいるグループAのほうが、グループBよりもはるかに骨折しやすい」という結果となりました。牛乳をたくさん飲めば飲むほど骨粗鬆症になるのです。「牛乳を飲めばカルシウムをたくさん摂取でき骨太になる」というのは大きなウソであることは明らかです。

牛乳の害

「牛乳を多く飲むほど骨粗鬆症になる」のは、牛乳は酸性食品であり、たくさん飲むと血液が中性から酸性に傾くことから、骨からカルシウムが出る（脱灰）からです。骨から血中に出る量は入る量の4倍になるため、牛乳を飲むと骨粗鬆症になるというわけです。

このほか、牛乳を多く飲むと、女性ホルモン（エストロゲン）過剰となりIGF−1というホルモン様物質を産生させます。このIGF−1がホルモン依存性のがんの原因になります。ホルモン依存性のがんは次のとおりです。

《ホルモン依存性のがん》

- 乳がん
- 肺腺がん
- 卵巣がん
- 子宮（頸と体）がん
- 大腸がん
- 精巣がん
- 甲状腺がん

●腎がん
●前立腺がん
●膀胱がん　ほか

牛乳のカゼインタンパク質は膵臓のβ細胞を破壊し、1型糖尿病の原因になると前述しましたが、2型糖尿病の引き金にもなります。牛乳の多飲で糖尿病になりやすくなるのです。さらに、牛乳は飽和脂肪酸であり、血液がベタベタとなり動脈硬化を起こし肺の病気と心臓の病気になりやすい。

厚生労働省の報告

2008年、厚生労働省研究班の報告は次のとおりです。

●45~74歳の男性4万3000人を対象
●グループA……牛乳や乳脂肪製品の摂取が多い（1日約330グラム）
●グループB……牛乳や乳脂肪製品の摂取が少ない（1日約12グラム）

その結果は「グループAはグループBの約1・6倍前立腺がんになった」のです。牛乳の摂取量が増えれば増えるほど、がんのリスクが高まることは明らかです。

牛乳やチーズの害はすでに明白ですが、多くの人が健康のために食べているヨーグルトはどうでしょうか。ヨーグルトは発酵食品ですから、発酵がしっかりなされていればカゼインタンパク質の害は少なくなります。それでもカゼインタンパク質がすべて分解されるわけではありませんから、ヨーグルトを飲むなら「豆乳ヨーグルト」のほうがよいでしょう。

牛乳が根づいた理由①『スポック博士の育児書』

これだけ問題のある牛乳ですが、ではなぜ日本にも根づくようになったのでしょうか。それは1946年（昭和21）にベンジャミン・スポック博士が『スポック博士の育児書』を出版し、その本の中で牛乳のよさを強く主唱したことが第一の理由です。もちろんこの本の影響だけでなく乳脂製品業界の思惑もありました。

小児科医であるスポック博士の著書『スポック博士の育児書』は爆発的な勢いで広まり、世界で7000万部も売れました。超大ベストセラーになりました。この本の中に書かれていたことはまさしく牛乳礼賛でした。

「牛乳は母乳より栄養がある」

「赤ちゃんは牛乳を多飲してよい」

「大人なら1日700～800ミリリットル飲むとよい」

「母乳は早々に中止し、牛乳に切り替えたほうがよい」

「母乳は3か月で断乳したほうがよい」

「赤ちゃんの抱き癖をつけるな」

こういったことが主旨として書かれていました。今となってはすべて真っ赤な大ウソであることが明白ですが、当時これを読んで信じた人が、スポック博士が推奨したことを実行したのです。つまり、すぐに断乳する母親が増え、赤ちゃんには牛乳の粉ミルクを中心として飲ませたのです。

その結果、アトピー続出、クローン病という今まで見られなかった難病出現、多発性硬化症続出、がん続出、心臓病続出と、アメリカはますます病気大国となっていきました。

日本では1965年（昭和40）に雑誌『暮しの手帳』からこの本の翻訳が連載され始めました。そして日本でも同様の現象が起こりました。

私はこの本が暮しの手帳社から連載されだした頃は高校2年生でした。その頃、ある評論家がこのスポック博士の育児書を強く批判している文を読み、そのとおりだと思ったことを覚えています。日本人はこの連載を境に「牛乳信仰」が普及していきました。そして同時に、あらゆる難病、奇病、がん、アトピー性皮膚炎、クローン病が増えていったのです。

ところが、そのスポック博士の主唱は自分の病気を機にどんどん変化していきました。スポック博士は1998年に94歳という長寿で亡くなるのですが、その亡くなる直前に『スポック博士の育児書』の第8版を出版する予定でした。

この本は共著でしたが、内容は今までの内容と正反対の「母乳礼賛」になり、かつ牛乳を否定していたのです。さらにスポック博士はこの第8版を書いた後、次のように述べました。

「今まで書いた内容はすべて間違いだった」

驚いた弟子たちはこの8版の出版を取り止めにしました。しかし最近になって、このまったく正反対の内容の第8版は出版されましたが、日本語訳にはなっていないようです。

それにしても育児書を書いて52年間、牛乳を礼賛してきたスポック博士は、晩年になって病気をして真実を知ったのです。そして真実の内容を書いたのですが、52年間も牛乳を飲み病気をした人たちにとってはたまったものではありません。罪作りもいいところですが、罪を認め書き直した勇気だけは評価してよいでしょう。

スポック博士の変ぼうの理由

スポック博士は1904年に生まれ1998年に亡くなりました。前述のように、1946年に『スポック博士の育児書』を出版し、聖書に次ぐ大ベストセラーとなりました。「牛乳礼賛」という大変な罪作りをやった人ですが、晩年には主唱を180度引っくり返し、自然のフルーツや生野菜を摂るのがよいといい、母親には母乳がベストというようになりました。

なぜ180度転換したのかは、ナチュラル・ハイジーンを日本に紹介した松田麻美子先生の『五〇代からの超健康革命』（グスコー出版）に詳しく書かれていますので、それを引用させていただきます。

劇的！スポック博士の「輝かしき晩年」

『スポック博士の育児書』の著者でお馴染みの小児科医、ベンジャミン・スポック博士は、85歳のとき、脳梗塞（長嶋茂雄氏と同じ脳塞栓）のためにホテルのロビーで倒れて以来、しばらくの間は言語障害や手足の麻痺が続きました。

心臓の鼓動を一定にするためにペースメーカーをつけ、ジギタリス（強心剤）の常用、減量のためのダイエットなどさまざまな治療を受けていましたが、経過ははかばかしくありませんでした。手足が不自由で特に脚の筋肉が衰えていたために、常に介護を必要としており、担当医からは治る見込みはないといわれていたのです。

ところが博士は、脳梗塞から3年後、88歳のときに「セルフケア（自らが行うケア）」のプログラムに着手し、もっとヘルシーな食事への大転換を決断したのです。

その内容については後述しますが、2週間のうちに、長年の抗生物質による治療では治らなかった慢性の気管支炎が消え、さらに3か月の間に50ポンド（約23キロ）やせることができたばかりか、これまでよりずっとエネルギッシュになり、風邪ひとつ引かなくなったのです。体の麻痺も悪化していくどころか、改善されて一人で歩けるようになりました。

以来スポック博士は、人間の体にとってふさわしい食生活をする「セルフケア」が、病気予防や改善、健康維持にとってどれだけ重要な問題かを人々に訴えるため、ＰＣＲＭ（責任ある医療を推進する医師会　注）の主要メンバーの一人として、全米を精力的に講演して回りました。そして執筆活動も熱心に続けながら、晩年を過ごしたのです。

医学介入による一般的なケアではどうすることもできなかった心臓の不整脈や脳梗塞の後遺症、慢性の気管支炎、歩行困難など、高齢者特有の退行性疾患に伴うさまざまなトラブルを見事解消し、その後も精力的に活動を続けて94歳と10か月で亡くなりました。

（注）食事改善によって予防医学をめざす世界的に著名な医師およそ5000人と2万人の文化人から構成されている健康増進を推進するための組織。

スポック博士は自分の病気を治すために薬を中止し、ナチュラル・ハイジーンのやり方、つまりヘルシーな健康食に切り替えて急速に改善したのです。

そこで自分の病気治しとして自然の食事の恩恵に感謝し、講演をしたり、育児書を180度書き換えたのです。

「クスリより強い効き目がある自然な食物」はスポック博士のみならずあらゆる人の体験で証明済みです。

牛乳が根づいた理由② 給食

日本は昭和29年に「給食法」なる法律ができ、昭和30年から全国の小中学校すべてに給食を普及していくことになり、そのメニューの中に必ず牛乳が入れられるようになりました。

当初はアメリカのゴリ押しで脱脂粉乳を日本に売る目的がありました。しばらくの間はまずい脱脂粉乳を溶いたミルクが給食に出てきました。私はそのまずさにへきえきしました。

そのうち牛乳は国内産の美味なミルクに替わっていきました。しかし、特に日本人にはカゼインタンパクを分解する酵素が乏しく、下痢をしたり吐いたり、子どもにはろくな飲み物ではありませんでした。給食でミルクが必ずつけられた国はアメリカと日本のみでした。

昭和40年から『暮しの手帳』でスポック博士の連載が始まり、ミルクブームは加速して根づいていきました。

アメリカは少しずつミルク離れが進んでいる

日本は牛乳が普及していったのに対し、アメリカはマクガバン報告を境に、牛乳の消費は少しずつ減少していきました。1970年当時に比べて、2000年の消費量は約3分の1になり、その後もずっと減り続けているといいます。

その理由は、やはり「チャイナ・プロジェクト」で牛乳のカゼインを20％入れた餌を食べたネズミが全部肝臓がんになったという報告がショッキングに伝わり、この情報が少しずつアメリカ中に広がっていったのではないでしょうか。

『五〇代からの超健康革命』の引用文の中にPCRMというアメリカの医師団体のことが紹介されていますが、この団体は徹底して牛乳の害を説きました。

1990年代には、米国はついに牛乳メーカーに対し「牛乳を飲むと健康になるとうたってはいけない」とする法律を定めました。

そして、2015年頃から牛乳に代わって踊り出てきたのがなんと豆乳でした。ホルモン依存性がんに大豆のイソフラボンが効果があることがわかってきたからでした。それまでアメリカほど大豆を摂らない国は、欧米ではスウェーデンぐらいでした。しかし、牛乳と乳がんの因果関係がわかってきて、その代用として豆乳がよいとなったのです。

ホルモン依存性がんの原因

乳がんや子宮がん、肺腺がん、卵巣がん、大腸がん、前立腺がん、甲状腺がんなどを「ホルモン依存性がん」といいますが、その原因は、IGF-1というホルモンが体に増えるからです。

IGF-1はエストロゲンが上がって増えます。牛乳、チーズ、ヨーグルト（牛乳原料）が最高にエストロゲンを上げるため問題です。また、最近の牛乳は成長ホルモンを注射されている牛からの乳なのでより上がるのです。また、すべての肉、加工肉（ハム、ウィンナー、ソーセージ、ベーコン、サラミなど)、鶏卵の白身は、牛乳などに次いでエストロゲンを上げます。

パン、パスタ、ラーメン、うどん、お好み焼き、もんじゃ焼き、甘い菓子(すべての菓子やチョコレート、クッキー、ビスケット、クラッカーなど)といった食物や、焼く、炒める、揚げるといった調理はAGE(糖化物質)が急増していくものです。

一方、これに対してホルモン依存性のがんの予防に有効なのは、大豆発酵食品すなわち納豆、味噌、高野豆腐、テンペ、豆腐餻《とうふよう》などです。これらの食品に含まれているイソフラボンは、エストロゲンに似てはいても、人体に入るとエストロゲンを抑制する力になるのです。

イソフラボン効果については第3章で詳しく解説します。

沖縄県が長寿世界一だった時代(1999年まで)には、大豆発酵食品摂取量は世界一でした。当然、乳がんその他のがんに罹る率も低かったようです。

高タンパク質の害

戦後、欧米の栄養学が日本に流れ込んできました。その内容は、ひと言でいえば「入れたものは身体に入る」。これが基本であり、結論でした。だから、すべからく栄養分析で何々という栄養素がどのくらいあり過不足するかという「入れる側」に立った考えでした。

この栄養学には大きな落とし穴と間違いがありました。それは「入れればそのまま入るとは限らない」ということでした。特にタンパク質やカルシウムがそうでした。


この二つは「入れれば入るとは限らない」を地で行っている代表的な栄養成分です。カルシウムもタンパク質も摂ればそのまま吸収されると思ったら大間違いで、カルシウムを摂るとき、タンパク質といっしょに摂ると吸収しにくいことがわかってきました。そして、かえって骨粗鬆症になるのです。タンパク質は最も重要であるということから「第一の」という意味で「プロテイン」と名付けられたわけですが、本当に最も重要かというと、最近では「すべての栄養素と同等に重要だった」と結論づけられました。

「タンパク質が足りないよ」の影響

東京オリンピックの頃（1964年）に、テレビやラジオで大流行したコマーシャルが評判になり、そのフレーズ「タンパク質が足りないよ」が我々の頭にしっかりとインプットされました。

「タンパク質の多いものを食べないとよい筋肉ができない」そう思った人は多かったことでしょう。実際、栄養学でもそのように教えていました。

19世紀後半のドイツの生理学者カール・フォン・フォイトによる提唱などから、タンパク質が最も重要な栄養であると解釈され、動物性食品が穀物よりもよいと考えられるようになっていました。しかし、1901年、エール大学のラッセル・チッテンデンは1日に120グラムのタンパク質の必要量は3分の1に下げるべきだと主張しました。チッテンデンは何人もの被験者で研究を重ねた結果、「平均36グラム／日のタンパク質と2000キロカロリー／日の栄養を摂取すれば健康は維持できる」と発表し、次のように結論づけました。

- **タンパク質は組織に蓄積できない**
- **身体は余分なタンパク質を処理するためにエネルギーを消費する**
- **余分なタンパク質は大腸内で発酵しながら腐敗毒を出す**
- **タンパク質はエネルギー源として必要なものではない。なぜなら、エネルギー量が多く老廃物が少ないという点で炭水化物と脂肪のほうがよほど優れている**
- **動物タンパクと植物タンパクを適切な比率で摂らなくてはならない**

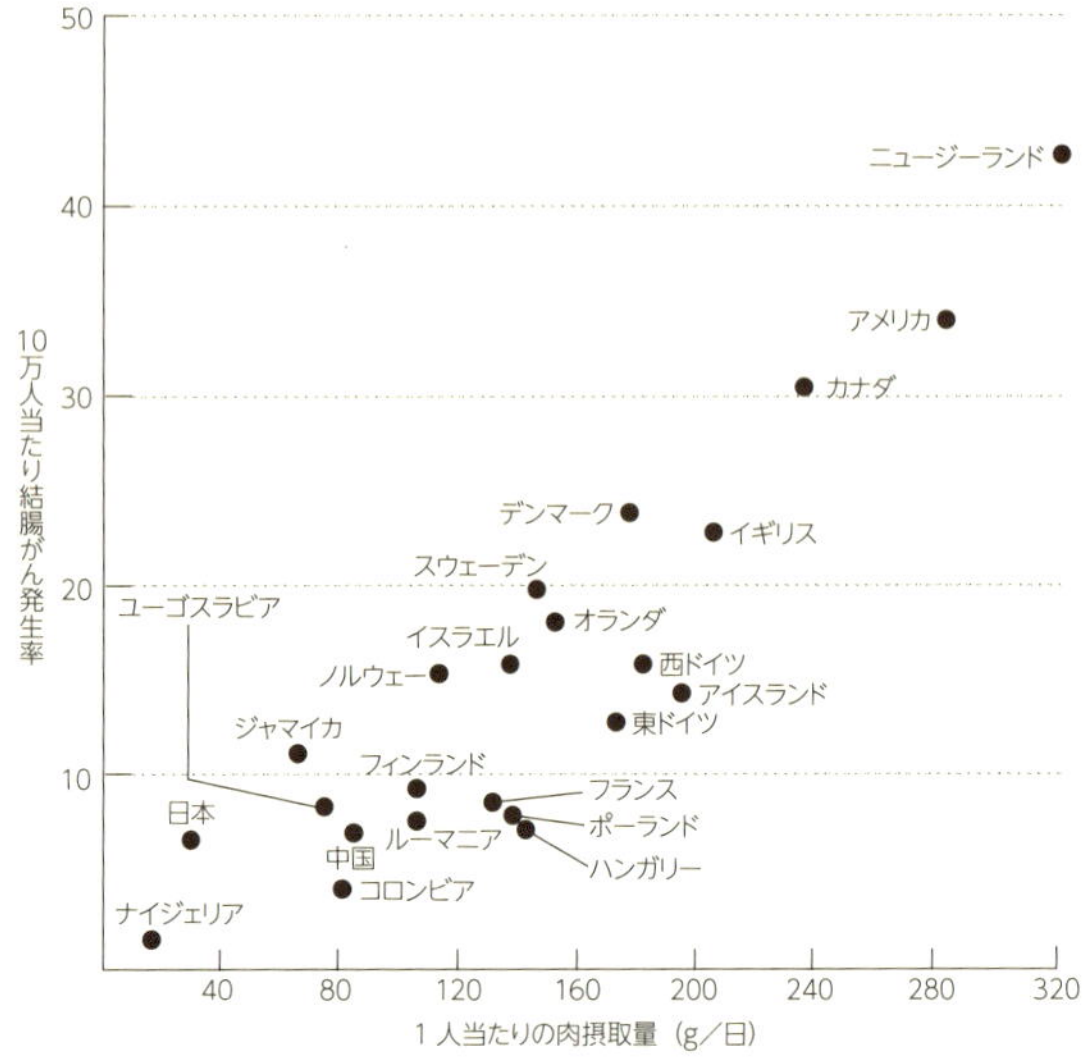

出典：Cummings と Bingham, 1987

図表2-10　肉を食べる国ほど結腸ガンが増える

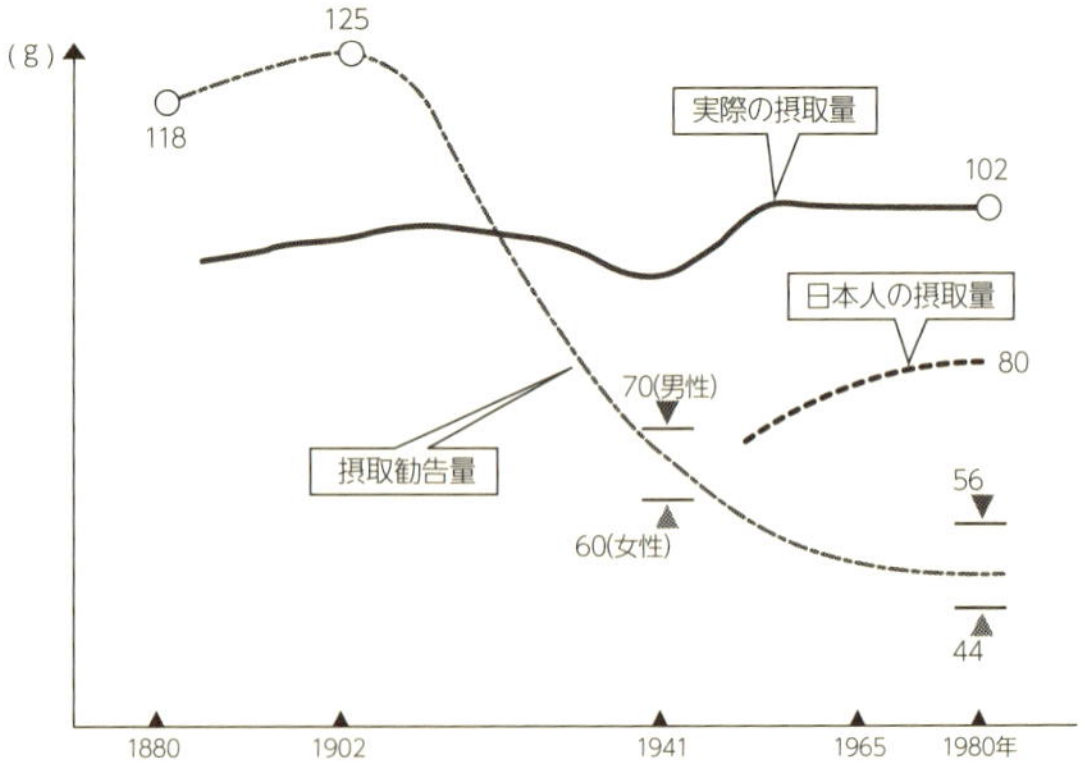

出典：『何を食べるべきか』丸元淑生著（講談社）※日本の数値は国民栄養調査に基づく

図表2-11　タンパク質の1日当たりの摂取勧告量と実際の摂取量（米国）

タンパク質は組織に蓄積できない

チッテンデンが発表した「タンパク質は組織に蓄積できない」ということはどういうことでしょうか？

これはタンパク質の消化吸収の過程を見るとわかります。タンパク質はまず腸で吸収される形になるように消化さます。腸で吸収される最小の形までに小さな分子になるのですが、その形が「アミノ酸」です。アミノ酸は腸で吸収され、全身に巡ってさまざまな働きをすると同時に筋肉の原料になります。

食物で摂ったタンパク質は大きな分子なので、タンパク質分解酵素（プロテアーゼ）が消化をして吸収します。そしてタンパク質は腸管でほとんどアミノ酸になると信じられていました。ところが、栄養学が発達するにつれ（じつは最近ですが）、アミノ酸（柱1本）になる率は10％以内（場合によっては数％）という場合もあることがわかってきました。大きな分子のタンパク質や極小分子のものは、アミノ酸になる途中の段階で消化が終わってしまうのでした。この途中の段階が病気をつくる大元の窒素残留物（アミン類）です。

病気の元凶 窒素残留物（アミン類）

未消化のタンパク質は有害

アミノ酸まで消化されずに分子がつながったタンパク質のことを「窒素残留物（アミン類）」と呼びます。窒素残留物は人体に大変有害な物質であるため、これが多いと病気になります。その理由は、この物質がアンモニアの代謝産物だからです。代謝産物で知られているのは、アミン、フェノール、インドール、スカトール、メチルメルカプタンなど。

これらは血中に入ると有害に作用するため、これを分解するのに腸の細菌を使います。この処理を行う細菌こそ、腐敗菌（ウエルシュ菌、ブドウ球菌、大腸菌など）です。この段階のタンパクはこれらの菌で分解（消化）されますが、ここで変化したらある程度は中和されますが、毒性はまだ残っています。この段階で吸収されると人体にさまざまな障害をまねくことになります。ありとあらゆる病気は窒素残留物の出現によって起こるのです。

結局、タンパク質は上手に摂取しないと窒素残留物だらけになり、それが病気産生の因子になります。

タンパク質は腸管を通って吸収された後も多くの問題を抱えています。それは、人間はタンパク質の貯蔵庫を本質に持っていないからです。人間が持っているタンパク質の貯蔵庫は「アミノ酸プール」といわれます。これは一時預かりのモータープールのようなもの。それも限りがあり、少しでも窒素残留物やタンパク質が多くなると溢れ出て、がんや痛風、腎不全につながるのです。

WHO（世界保健機構）が肉の発がん性を警告！

赤肉にも強い発がん性がある

肉好きは大腸がんのリスクが5倍もあります。

WHO（世界保健機構）は最近、「加工肉には5段階評価で最悪レベルの発がん性がある」と公表し、世界中に衝撃を与えました。それは最強発がん物質「アスベスト」と同等だといいます。さらに赤肉も強い発がん性があることを警告しています。これはあまりに遅すぎた警告でした。良心的栄養学者の間では、半世紀昔から肉の発がん性は常識だったからです。

WHOの下部組織IARC（国際がん研究機関）は、多くの調査をした結果、動物性タン

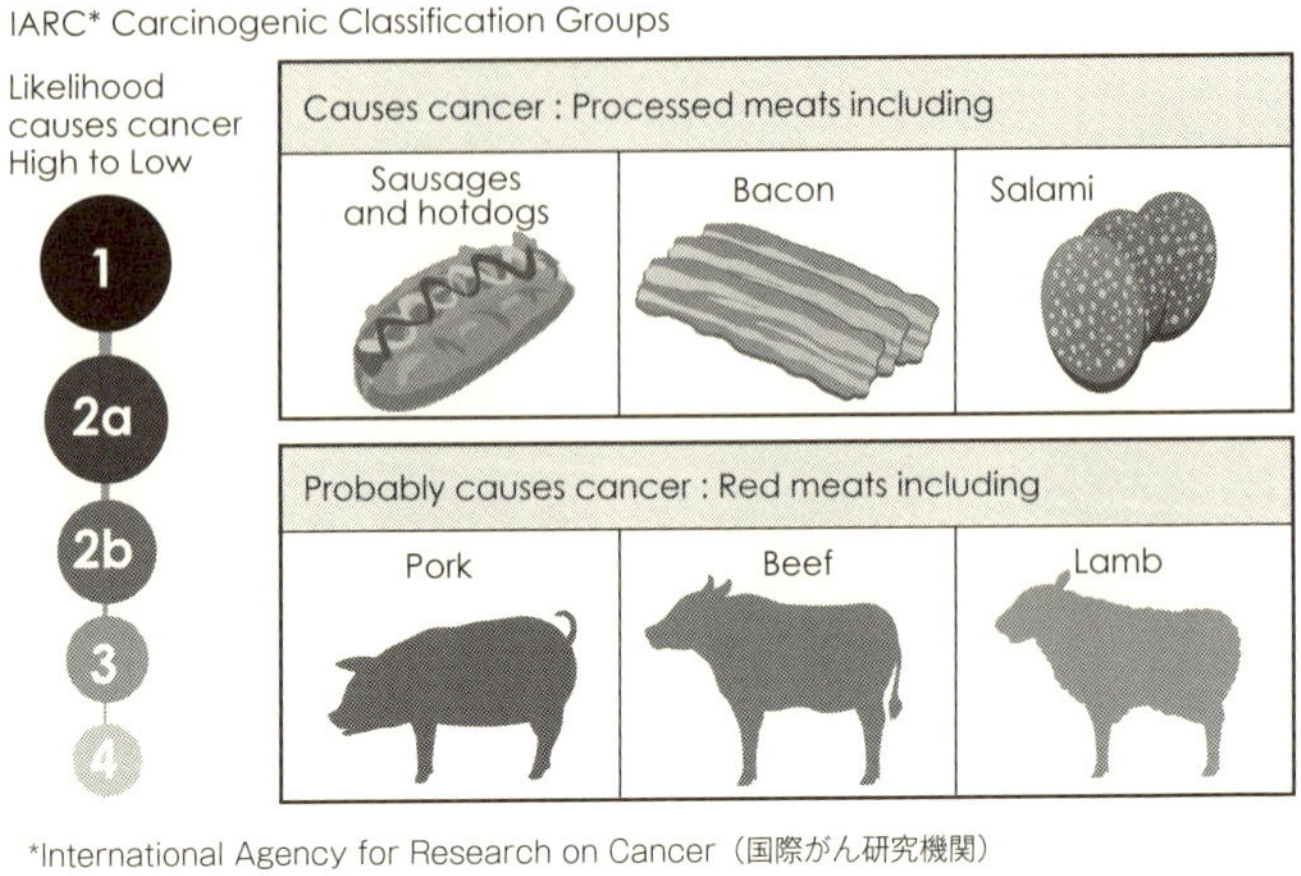

*International Agency for Research on Cancer（国際がん研究機関）

出典：Cancer Research UK（王立がん研究基金）、WHO（世界保健機関）

図表2-12　赤肉および加工肉の発がん性（WHO分類）

パク質を多く食べている人たちに発がん性が高いが、動物性タンパク質の中でも加工肉を特に多く食している群が最も発がん性が高いことを発見し、その調査報告書を発表しました。

２０１５年10月の発表でした。

肉や鶏卵や牛乳、チーズも悪いけれど、さらに発がん性が増すのが加工肉でした。その理由は、第一にこれらの糖化（ＡＧＥｓ）度数が極端に高いこと（すべて1万KU以上）がまず挙げられます。その他、腐敗しやすい、アミン類をバラまきやすいこともあります。

ただし、Ｔ・コリン・キャンベル博士は、図の1ランク以上に悪いものとして牛乳、チーズのカゼインタンパク質を挙げていますし、アメリカのアラン・カー博士は鶏卵の白身のオボムチンが最悪といっています。いずれも摂りすぎると体によいことがないのは明らかなようです。

タンパク質の1日必要量とその質

タンパク質はこの150年間、人間にとって最も重要な栄養素といわれ続けてきました。だがそうではありませんでした。タンパク質を除く五つの栄養素（炭水化物、脂質、ビタミン、ミネラル、食物繊維）、加えてファイトケミカル、酵素は、どれもこれも人間には必要不可欠な栄養素でした。どれが上でもどれが下でもなく、どれもこれも人体には必要な物質です。このことが本当にわかってきたのは1985年を過ぎてからです。

そのため長い期間、必要以上に人間はタンパク質を摂りすぎていました。その結果としてあらゆる病気が生じたというと驚くでしょう。しかし、実際そうでありました。タンパク質の過剰摂取、それががんを始めあらゆる病気の大元だったことは、最近になっていろいろな実験や疫学調査から判明してきたのです。

最近になって、FAO（国連食糧農業機関）とWHOは合同で、人間の必要なタンパク質量を発表しました。それによると「1日に必要なタンパク質の量は体重×0・71グラム」ということです。

ドイツの生理学者チッテンデンは、「体重×0・8グラムがよい」と発表しました。私はそのどちらでもよいと思っています。たとえば、体重60キログラムの人なら1日に42〜48グラム摂れば充分となります。

1993年、アメリカのT・コリン・キャンベル博士は実験結果から「最悪の発がん物質は動物性タンパク質である」と結論づけました。タンパク質の補給は、植物性それも大豆タンパク質が最適といいました。アメリカはしかし、世界で一番大豆タンパク質を摂らない国の一つでした。ところが、2016年になると、豆乳の売上がいきなり10億ドルにはね上がりました。動物性タンパク質（特に牛乳、チーズ）で病気が起こることが完全に判明したことが広まってきたからでしょう。

病人はそれゆえ何よりも中止しなくてはならないことは、すべての動物性タンパク質を止めることです。また、我々はタンパク質は必要だが、植物性のタンパク質を少な目に摂るほうが健康によいとしっかり頭に刻んでおく必要があります。

魚のタンパクの問題点

「魚はDHAが多く、生でも食べられるからよいではないか」

このようにいう人は多いでしょう。特に魚のタンパク質を長年摂取してきた日本人はそうでしょう。確かにDHAも生魚もよいものですが、問題は二つあります。

①食物繊維がゼロ

②動物性のタンパク質なので食べ過ぎるとアミン類が出る

この2点は問題です。魚ばかりしか食べないと食物繊維がまったくないので便秘につながりかねないし、短鎖脂肪酸も出ず、窒素残留物過剰になって、腸内が腐敗しやすくなります。しかし、魚も摂り方次第です。健康な人の場合でも、基本的に量は少な目にして（1日40グラム以内）、先に生野菜を食べてから食べ、また、刺身、酢じめ、昆布じめ、煮魚、しゃぶしゃぶ、茹でる、蒸すなどの調理をしたものがベストです。

いくら魚好きでも、まったく摂らない日も週に1～2日は持ちたいものです。

喫煙者に望みはない

本章の最後に、食物ではありませんがタバコについて述べます。

タバコは本当に毒そのものです。1日1本でも、体は活性酸素だらけになります。タバコを吸った時に起こるリスクを列記します（数値は『平山論文』による）。

●咽頭がん32・5倍
●口腔がん3・0倍
●肺気腫2・2倍
●肺がん4・5倍
●肝臓がん1・5倍
●膵がん1・6倍
●食道がん2・2倍
●子宮頸がん1・6倍
●喘息3・0倍
●胃潰瘍1・9倍
●虚血性心疾患2・3倍
●膀胱がん1・6倍
と報告されていますが、実際にはこれ以上悪いと思われます。
●1本吸うと寿命は5分30秒短縮
●妊娠中の喫煙は障害児の原因
●早産や出生率低下の原因

- 乳幼児突然死症候群にかかわる
- 多くのビタミンを破壊
- わずか２本のタバコで１日に必要なビタミンが失われる
- がん死の30％の人が喫煙が原因
- 若死の危険性は70％も高い
- タバコの煙は４０００種類もの化学物質があり、２００種類は猛毒の物質、発がん物質は４種類

上記のようなことは公に発表されている事実です。タバコは「毒」なのです。いい加減に完全撤廃にならないものでしょうか。

最近のアメリカの喫煙率は大きく減りました。６％とも８％ともいわれています。

１９８０年代に始まった「ノースモーキング運動」と「ベジタリアン運動」は本当に根づいてきているようです。そして、これから始まりそうなのは「ノーミルク運動」でしょう。

さて、世界最長寿国とされる日本はどうでしょうか。日本の喫煙率はまだ35％もあります。今のままでは、健康政策でアメリカに大きく遅れをとっているといわざるをえません。国民に真実の情報と提言をしていくべきでしょう。40兆円を越す医療費のこれ以上の増加は「民の力」も「国の力」も削いでしまいます。

第3章

食養生で病気を治す

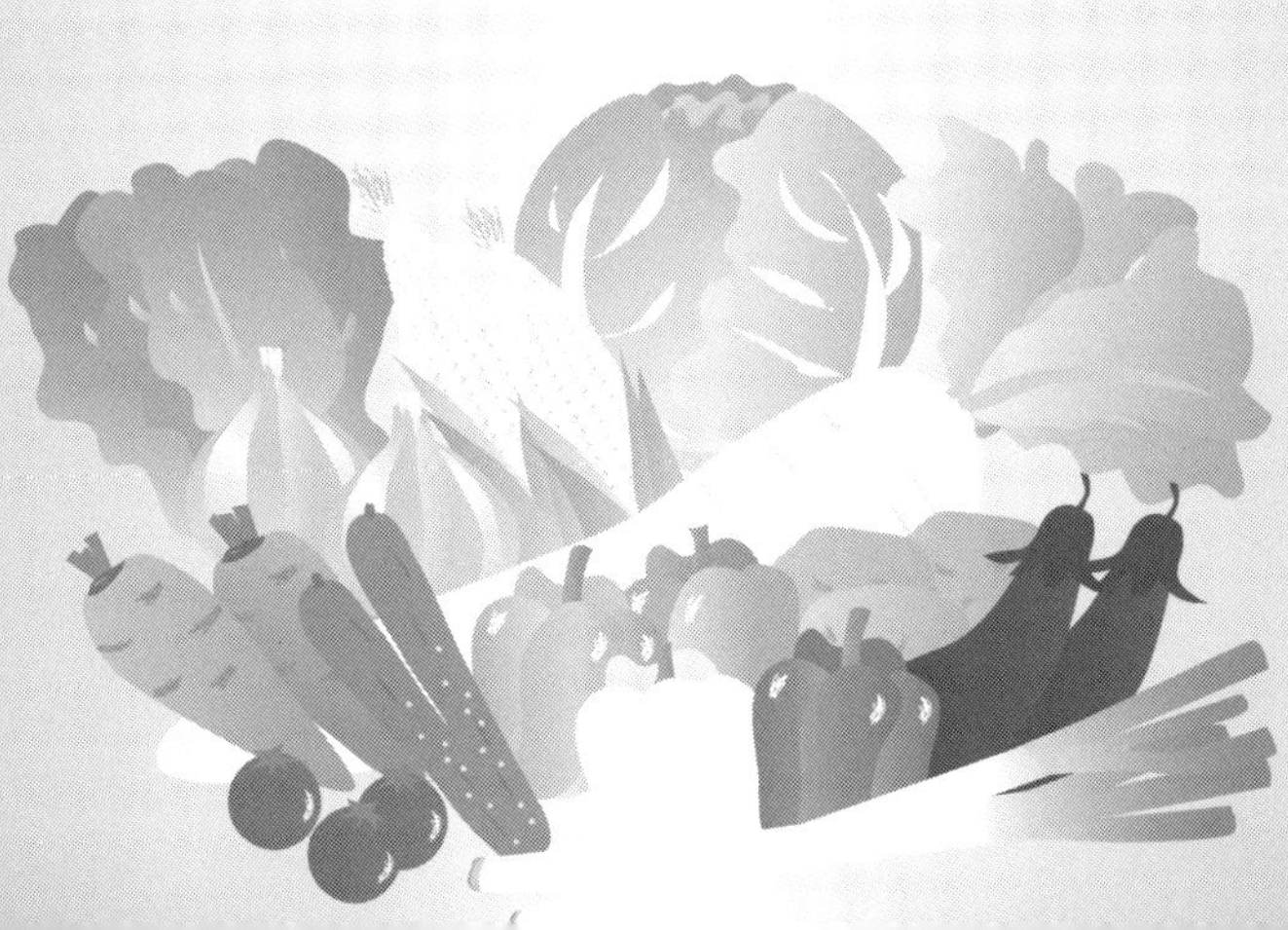

第2章では、食物や生活習慣によってどのように病気になっていくかというその生理学的なメカニズムについて解説しました。

そこで第3章では、人間にとってよい食物がなぜ体によい影響を及ぼすのか――病気を治す効果のあるさまざまな栄養素について解説していきます。

複合炭水化物の大きな長所

第2章で複合糖と単糖の大きな違いについて解説しましたが、複合炭水化物を摂ることは健康に直結します。

複合炭水化物とは、炭素分子が12個以上つながったものです。GI値が低く、食物繊維の多い食物です。具体的には雑穀米、フルーツ、野菜（生野菜、煮野菜）、蕎麦、芋、茸、豆、ゴマ、海藻といったもので、これらは腸でゆっくり栄養が吸収されていきます。

腸でゆっくり吸収されるだけでなく、糞便を増やす作用もあります。食物繊維は腸で水を含んで10倍に膨れ上がり、腸蠕動を促し、大便量を増やします。毒物をいっぱい詰め込んだ大便の排泄によって、腸からの栄養吸収は円滑となり、悪いものの吸収は少なくてすみます。

また、食物繊維は次の二つのことを行います。

●善玉菌の餌となる
●短鎖脂肪酸をつくる

善玉菌が多いか少ないか、悪玉菌が多いか少ないかは、人間の健康に直結する因子です。なぜなら、慢性病の大半が悪玉菌繁殖↓アンモニア出現↓活性酸素増多で起こるからです。食物繊維（および少糖類のオリゴ糖）は、この善玉菌の餌となり悪玉菌を減らす力となります。

短鎖脂肪酸の効果については後述しますが、この短鎖脂肪酸ほど健康に直結する物質はないでしょう。短鎖脂肪酸の酢酸、酪酸は食物繊維によって腸で生成され、悪玉細菌を駆逐する働きをし、粘液となりバッファ（緩衝）となって全身を潤し、守ってくれるのです。

こういった複合炭水化物の重要な機能を考えれば、ダイエットなどで単純に「糖質制限をしなさい」として複合炭水化物の摂取を制限するのは大きな問題です。正しくダイエットを指導するならば「単糖類は大きく制限すべきだが、複合炭水化物は摂取してもよい」としなければなりません。

果物の魅力と利点

フルーツは、意外ですが複合炭水化物の一つです。

フルーツほど魅力的かつ人体に有利に働く食物はありません。その利点は数多くあるのに、「フルーツは果糖が多過ぎるから糖尿病の原因になる」という医者や学者がいるのであきれます。

彼らの主張は、学問的にはすでに完全に否定されています。フルーツの果糖はまったく無害であることを我々はもっと知らねばなりません。

果糖が悪いのは、果糖入り飲料などであって、フルーツやフルーツジュース（生絞り）では、果糖飲料の害はまったく出ません。

フルーツは人類がこの世に出現した頃に常食された食物です。人類はフルーツや木の実を食べて生きていたといっても過言ではないでしょう。

《フルーツの利点》

●甘味の美味しさ（割合はしかし少ない）
●ファイトケミカル（抗酸化栄養素）が多い
●ビタミンCが多い
●体に必要なミネラルが多い（特にカリウム）
●食物繊維もしっかり存在する
●GI値が低い
●糖化はまったくしていない（リンゴは9KUと非常に低い）
●消化酵素が多い（消化吸収がよい）
●水分が多く、体の掃除役の働きをする

このような長所のある食物は他に見あたらないほどです。フルーツは物によっては油脂のあるものもありますが、その油脂は質がよく、ビタミンEやビタミンKが多い。たとえば、アボカドやバナナがそうです。元首相の中曽根康弘氏は2018年5月17日に100歳を迎えました。彼の健康の元はまさにフルータリアン（フルーツの多い食生活）です。バナナを毎日1本以上食べるなど、フルーツ摂取量が非常に多いといいます。

フルーツを食べても血糖は上がらない

マイケル・グレガー氏は医学博士であり栄養学博士でもありますが、彼のすごいところは、科学的なエビデンスを明確にしっかりしていることです。したがって、彼の主張はうなずけることばかりです。

一般的にフルーツを食べると血糖が上がるといわれていますが、彼の調査（実験含む）では、それはまったくの間違いであることがはっきりしています。グレガー博士の著書『食事のせいで死なないために』（邦訳版　NHK出版）には、そのことが明確に解説されています。

その概要は以下のとおりです。

- 果物に自然に含まれる糖（フルクトース＝果糖）が体重増加につながるとして、果物を食べるのを止めるべきだと説く人がいるが、実際には、肝機能低下や高血圧、体重増加につながるのは、添加された砂糖のみである。

- 砂糖に含まれるフルクトースは有害であるが、果物に含まれるフルクトースは無害であるのは、果実や一部の根菜には、フルクトースとともに食物繊維、抗酸化物質、食物性栄養素などが含まれているため、フルクトースの有害な作用が無効になる。
- グラス1杯の水に大さじ3杯の砂糖を溶かして飲むと（炭酸飲料の約1缶分に相当）、1時間も経たないうちに血糖値が急上昇する。すると、体は過剰な糖を取り除こうとして大量のインスリンを分泌するため、2時間も経つ頃には逆に低血糖になってしまう。このときの血糖は、断食をしている状態よりも低くなってしまう。
- 血糖値が急激に低下すると、体は飢餓状態にあるものと判断し、エネルギー源として大量の脂肪を血液中に放出する。こうして血液中の脂肪が過剰になると、さまざまな問題が生じるおそれがある。
- 砂糖水に加えて、さらにベリー類（1カップ）を食べた場合、ベリー類にも糖分が含まれているため（大さじ約1杯に相当）、血糖値の上昇幅はより大きくなるはずであるが、実際にはそうはならず、その後の低血糖状態も起きなかった。
- 果物に含まれる糖分を摂ることは、無害だけでなく、体の役に立つ。
- ベリー類を食べれば、白いパンなどの高血糖につながる食物を摂っても、インスリンの急上昇を防ぐことができる。これは、果物に含まれる食物繊維が胃や小腸でゲル化して、糖の放出が緩慢になるためか、もしくは果物に含まれるある種の植物性栄養素が、腸壁からの糖分の吸収や、血液中への流出を防ぐためと考えられる。
●したがって、果物などに自然に含まれているフルクトースを摂ることは、リスクになるどころかメリットになる。

さらにグレガー博士は、2型糖尿病の患者に果物を食べさせた別の実験結果により、「2型糖尿病の患者にも果物の摂取を制限すべきではない」との結論を紹介しています。

その実験は、2型糖尿病患者を二つのグループに分け、1日の果物摂取量を2切れ（あるいは2個）までに制限されたグループの場合でも、1日当たり最低でも2切れ（あるいは2個）の果物を摂るように指示されたグループの人たちと比較して、血糖コントロールの状態がなんら改善するわけではなかったのです。

また、果物に含まれているフルクトースを大量に摂取する果物中心の高フルクトース食を数か月続けた場合（実験では1日に8缶分の炭酸飲料の糖分に相当）でも、体重や血圧、インスリン値、コレステロール値、トリグリセリド値などの悪化は見られなかったといいます。

「果物は果糖があるので、糖尿病、あるいは血糖値の高い人はあまり食べないほうがよい」とする説は明らかに間違いであることがわかります。

フルーツや生野菜のファイトケミカル（Phytochemical）

ファイトケミカルの「ファイト（phyto）」はギリシャ語で「植物」という意味であり、英語でいう「戦う（fight）」という意味ではありません。「ケミカル」は、英語では「化学的な」などの意味ですが、この場合は「抗酸化な（化学）物質」と理解してよいでしょう。ファイトケミカルは「植物由来の抗酸化栄養素」ということができます。

ファイトケミカルは1980年代になって注目されるようになり、酵素とともに六大栄養素に並ぶ地位を確立しました。さらに2000年を超えた段階では、きわめて重要な栄養素として認識されるようになりました。ちなみに六大栄養素とは、タンパク質・炭水化物・脂質・ビタミン・ミネラル・食物繊維です。そして7番目にファイトケミカル、8番目に酵素が新たに追加されるようになりました。順番はついているものの、この八つの栄養素はどれが上でも下でもなく、すべてが人間にとってバランスよく必要なものといえます。

この植物に存在するファイトケミカルは、人間が活性酸素に冒されるのを防ぐ物質であり、抗酸化、抗老化の代表的栄養素であることからクローズアップされるようになりました。

若返りにつながり、シミ・シワ・フケ・脱毛・目の疲れ・精力減退・難聴・その他慢性疾患・難病奇病・がんなどといったあらゆる疾患や症状に対抗したり、予防にもつながる物質であることから、欧米の医療・栄養研究者の間では、ファイトケミカルを取り出して薬をつくったり、サプリメントをつくったりすることが大流行となっているほどです。

ファイトケミカルという言葉に馴染みのない人でも、ポリフェノールといえばご存知の方も多いと思います。ポリフェノールは赤ワインなどに存在することはよく知られています。

植物は、果物でも野菜でも地面に根を張って立っており、日光の強い光にも風にも雨にも負けずに生きていけるのは、本当に不思議なことです。日光が強く当たればヤケドをしてもおかしくはないはずなのにヤケドしません。それはファイトケミカルの存在によるものなのです。

果物や野菜には必ず色がついています（白い野菜も白という色があると考えます）。この色素が太陽の光を吸収し、無害なものにして守ってくれる役をしているのです。そして、このファイトケミカルの存在する果物や野菜を人間が食べると、抗酸化物質となって、不飽和脂肪酸の二重結合（酸化する部分）に入り込み、自らが犠牲となって酸化を防いでくれるということがわかってきました。

酸化とは簡単にいうと腐るということであり、サビや老化につながります。これが病気の

《果物と野菜が与えてくれる恩恵》

- 消化力が増す
- 排泄が規則正しくなる（便秘からの解放）
- 老廃物の排泄と体のクレンジングが行われる
- 余分な体脂肪が除去され、やせる
- ヒーリングのスピードがアップする
- エネルギーのレベルが上がる
- 精力が増進する
- 筋肉の柔軟性がアップする
- 視力が改善される
- 肌や髪のツヤが良くなる
- 元気なフィーリングが体中にみなぎってくる
- 若返る
- 思考力がアップする
- 人生が楽しくなる
- 魅力的な人になって、セックスアピールが増す
- 免疫力のアップで、病気をしなくなる
- 生活習慣病の予防・改善がなされる
- お金がたまる（医療費の節約）
- 長寿が実現する
- 幸せな人生を送れる

出典：松田麻美子著『50代からの超健康革命』（グスコー出版）

果　物（100g中）		野　菜（100g中）	
ブルーベリー	2,400	クレソン	2,223
ブラックベリー	2,036	ケール	1,770
クランベリー	1,750	ホウレンソウ（生）	1,260
イチゴ	1,540	アスパラガス	1,241
ラズベリー	1,220	芽キャベツ	980
プラム	949	アルファルファ	930
アボカド	782	ブロッコリー	890
オレンジ	750	ビート	840
赤紫のブドウ	739	緑茶	831
チェリー	670	赤ピーマン	731
マンゴー	302	カボチャ	404
赤肉メロン	252	コーン	402
バナナ	221	ナス	390
リンゴ	218	ニンジン	207

出典：松田麻美子著『50代からの超健康革命』（グスコー出版）

図表3-1　果物と野菜のORAC（活性酸素吸収能力）老化防止指数

元であるわけですから、それを守るファイトケミカルの存在する果物や野菜がどれほど大切で重要な食物であるかがおわかりいただけると思います。

前ページの一覧表にあるORACとは活性酸素の吸収力の指数＝老化防止指数です。

慢性の病気の直接原因は活性酸素ですから、活性酸素を除去したりする力が健康をつくります。だとしたらORACの高い食物ほど健康食といってても過言ではないとなります。果物や野菜が素晴らしい食物であるかがこれでもわかるというものです。

私がフルーツと生野菜を病気の治療や予防にすすめる理由の第一は、このように抗酸化の力がきわめて強いからです。

私自身もフルーツと生野菜を毎日たくさん食べます。そして大変健康です。病気にならないし、裸眼で仕事をし、運転します。免許更新も裸眼でオーケーなのです。ちなみに、私の健康はこの二つの食物に加えて、食事量が少食であること、最高の抗酸化なサプリメントを飲むこと、そしてウォーキングをすることと、しっかりした睡眠にあると思っています。

骨粗鬆症、尿路結石、痛風への対策

第2章で「カルシウムがたくさん含まれている牛乳を飲めば飲むほど骨粗鬆症になる」「(牛乳の)カルシウムを摂る量が多い国ほど股関節の骨折者が多い」というパラドックスを紹介しましたが、現在、日本人の1000万人がこの疾病で苦しんでいます。

また、動物性タンパク質(牛乳含む)を多く摂る国ほど、尿路結石が増えています。尿路結石とは、腎石、尿管結石、膀胱結石、尿道結石などの総称です。この40年間で患者数が3倍に増えているといいます。

さらに、痛風および高尿酸血症患者数は1000万人に達すると推定されています。この疾病の原因も動物性タンパク質の摂りすぎによるものです。

これらの疾病への食養生での対策はなぜか同じです。共通する原因は、どうも「(牛乳のカゼインタンパクを含む)動物性タンパク質」のようです。

その対策は次に尽きます。要は体を酸性化させないことが第一です。「骨粗鬆症」「尿路結石」「痛風」ともに同じです。

《骨粗鬆症、尿路結石、痛風の対策》

①動物性タンパク質を少なくするか摂らない
②砂糖菓子は禁止。①と②が最も骨粗鬆症になる因子
③日光浴を１日30分以上する。ビタミンD_3を摂るため
④野菜、フルーツを多く摂る。並びに干し椎茸（天日干し）を食べる
⑤大豆食品や大豆発酵食品（納豆、豆腐、豆乳、豆腐餻《よう》他）をしっかり摂る。特に納豆がよい
⑥酢の物を多く摂る。黒酢、米酢、リンゴ酢を多用
⑦オメガ３油（ＤＨＡα-リノレン酸）を毎日よく摂る
⑧ウォーキングを60分／日行う
⑨しっかり睡眠。食後３時間は起きている。夜食はＮＧ
⑩（可能な限り）西洋薬を飲まない

アルツハイマー病にならない還元力

「酸化」と「還元」は宇宙法則である「陰陽の法則」のひとつです。

万物はどんな物でも相対立するものでできています。男がいれば女がいる。上があれば下がある。熱と寒、北と南、右と左、凸と凹というようにです。

健康に特に関係する陰陽の法則は「酸化」と「還元」でしょう。人間の病気は酸化して起こります。それを食い止めるものが還元です。

人間は酸化して老化して病気をし、いつか死にます。どんなに普段から気をつけて還元に励んでも死だけは止めることはできません。死が人間に必ずやって来るのは人間の細胞の耐用期限に限度があるからです。つまり酸化と還元の法則からいうと、どんなに還元をしたとしても酸化のほうが上回るのです。これは「エントロピー（無常）の法則」という宇宙法則があるためやむをえません。

問題は、「病気をするかしないか？」ということと「長生きするか短命で終わるか？」ということ、「一生呆けないで生きられるか」ということではないでしょうか。１００年しかない生命だとしてもです。

50歳台から病気になり、60歳で死んでしまったのではやはり早過ぎます。また90歳まで生きたとしても、65歳からアルツハイマーになって25年間何もわからず呆けて老人ホーム暮らしだとしたら、何のための人生なのか生きている価値がありません。

アルツハイマー病はいまや真実の栄養学をやっているアメリカのグループの間では、「どうしたらならないで生きられるか」はもはや解決済みの課題です。私もこのアメリカのグループ（ナチュラル・ハイジーンやプラントリシャン・プロジェクト）とまったく同じ考えです。

私の母は２０１８年現在91歳ですが、まったく呆けていません。じつに記憶がよいので周りが驚いているくらいです。数年前、老人ホームを見学したときに「呆けていない人は来ないでください」といって断られたほどです。私の母の元気さは一にも二にも「抗酸化なものを食している」からです。

健康を獲得する方法はいくつもありますが、そういった意味で十分認識しなくてはならないことは、いろんな病気もアルツハイマーも酸化（活性酸素）で起こるということでしょう。病気になりにくく、長命、長寿で枯れ木が朽ち果てるように死ぬという理想のためには、何より大切なことは還元する生活をするしかありません
そのために必要なのが真実の「食養生」です。病気になっても還元を第一に考えて食養生

をすれば完治するのです。

食物繊維（ダイエトリーファイバー）と健康の基礎知識

先に解説した複合炭水化物の多くには食物繊維が大量に含まれています。

食物繊維は栄養素の中で第6番目と位置づけられました。吸収もしないのに、なぜ第6の栄養素なのか……その理由は、いかに排泄が重要であるかがわかってきたからです。そして食物繊維は排泄にとって本当に重要な栄養素だったのです。

食物繊維を性質で大きく分けると「不溶性」と「水溶性」があります。

不溶性は、水に溶けずに大腸まで到達する炭水化物の一種です。

水溶性は、水に溶けてゼリー状になりますが、吸収しないで大腸に到達する炭水化物の一種になります。

不溶性食物繊維――保水性が高く大腸で便量を増やす
不溶性食物繊維の特徴は、腸に入ると水を含み10倍に膨れるため、大腸の蠕動運動が活発化し、大便の量が増えるという点です。セルロースとかヘミセルロースなど水に溶けない食物繊維は、食べ物のカスを包み込み、スムーズに体外へ便として排泄します。
便通がよくて腸内が腐敗しなければ、がんや痔、下肢静脈瘤や憩室や頭痛が起きにくくなります。

《不溶性食物繊維の働き》

- 便秘解消
- 大腸がん、膵臓がんやその他のがんの予防
- 憩室の予防
- 善玉菌の餌
- 下肢静脈瘤予防
- 重金属の排泄による病気予防
- 鼠径ヘルニア予防
- 痔（内・外痔核）予防
- 頭痛予防

水溶性食物繊維――粘り気が強く不要物に吸着する

水溶性食物繊維は、ゼリー状で粘り気が強く不要物を吸着して便として排泄したり、栄養をゆっくりと吸収させるという作用があります。便秘予防では、不溶性食物繊維には劣りますが、それを補って余りある長所があります。

《水溶性食物繊維の働き》

- 糖尿病予防――糖とくっつきゆっくり吸収する
- 高血圧予防――ナトリウムとくっつき排泄し、血中ナトリウムが減少する
- 心臓病予防――コレステロールが善玉化し、血液がサラサラになる
- 脳血管疾患予防――　〃
- 脂質異常症（高コレステロール血症）予防――　〃
- 胆石予防――胆汁酸を吸収し排泄する
- 重金属の排泄――重金属とくっつき排泄する。不溶性よりもこの効力が大きい

上記のように水溶性食物繊維は胆汁酸を吸収し排泄しますが、このことは血中コレステロールを減らす力になります。なぜならコレステロールが胆汁酸をつくるからです。コレス

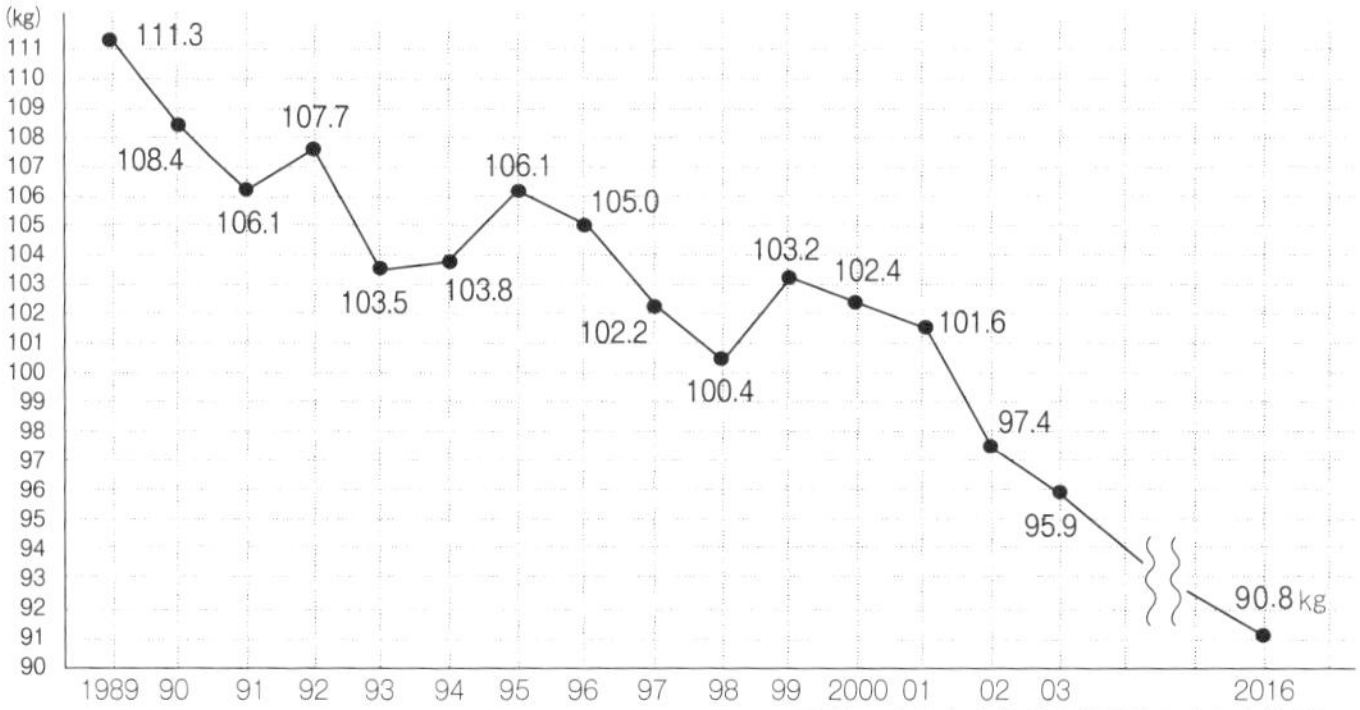

（資料：農林水産省「食料需給表」より作成）

図表3-2　野菜の1人当たり年間消費量

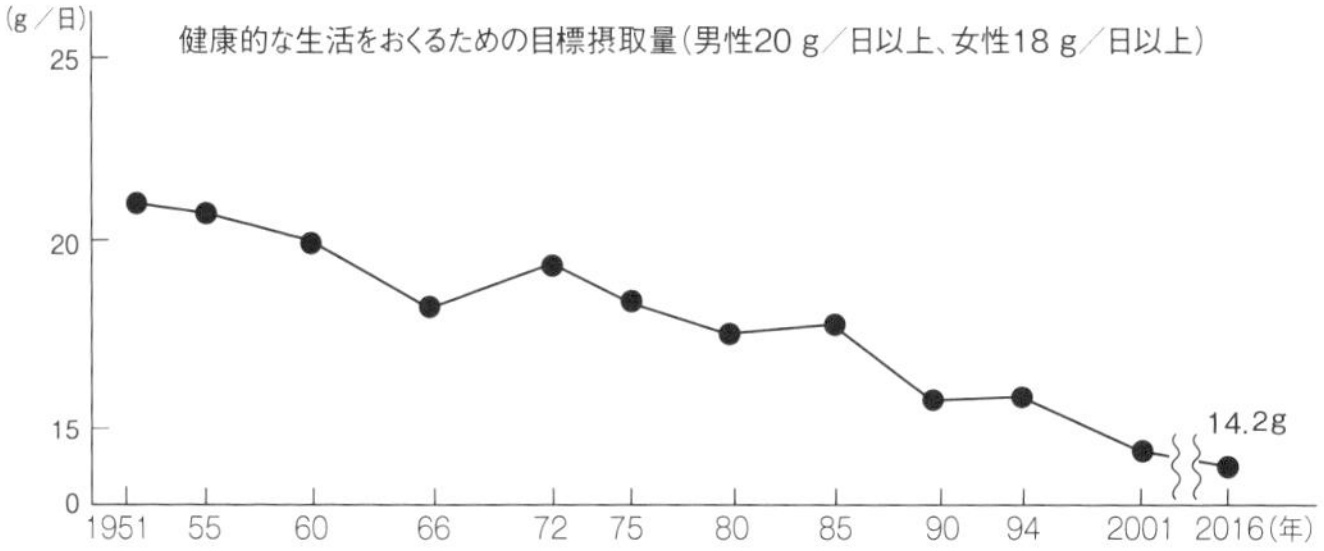

（資料：厚生労働省「国民栄養調査」より作成）

図表3-3　日本人の食物繊維摂取量

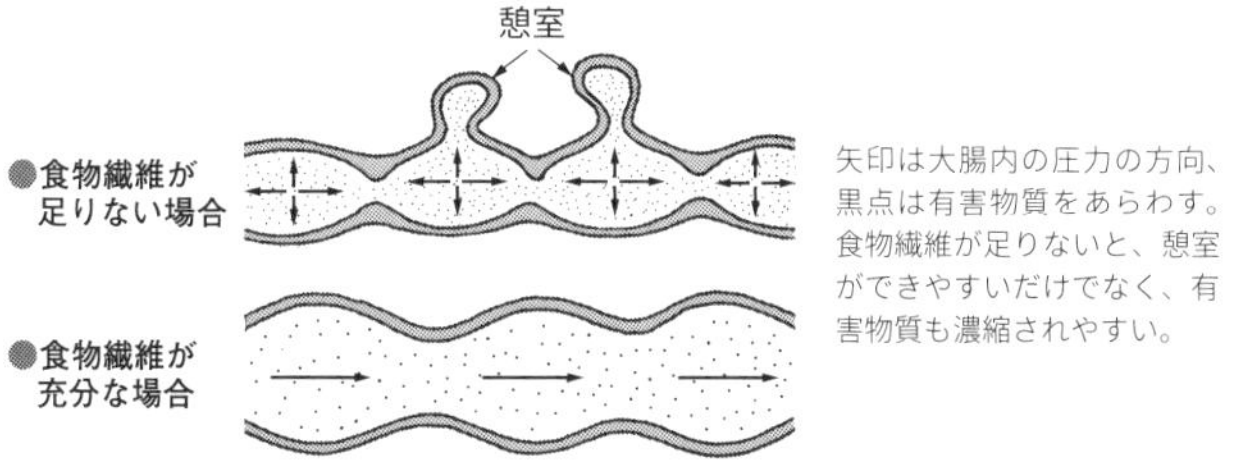

矢印は大腸内の圧力の方向、黒点は有害物質をあらわす。食物繊維が足りないと、憩室ができやすいだけでなく、有害物質も濃縮されやすい。

図表3-4　食物繊維と大腸内有害物質の流れ

テロールは1日に一定量の生産量であることから、胆汁が多く排泄されると減少し、血中コレステロールは正常化します。善玉コレステロール（ＨＤＬ）が増えるし、胆石もできなくなります。

もう一つ、食物繊維には大きな利点があります。不溶性・水溶性含めて、大腸の善玉菌の餌になることです。

さらに大きな長所として、今後の健康についてのキーワードである「短鎖脂肪酸」の材料となることが挙げられます（後述）。

ところが、食物繊維の摂取量が日本はどんどん減っているのです。食物繊維が多量に含まれている野菜摂取量が年々減っていますし、それは食物繊維摂取量の減少に直結しています。健康な生活を送るために必要な食物繊維は1日当たり20〜25グラムですが（国は目安として成人男性20グラム、成人女性18グラムを示しています）、近年はこの数字を大きく下回っています。病気が増えていることの要因の一つに野菜消費量の減少＝食物繊維摂取量の減少があると考えられます。

増加するアメリカの大豆消費量

アメリカという国はじつに面白い国です。自分に不都合だとそのターゲットを平気で抹殺するようなことをやるのですが、「真実」を知ってそれが必要だと認識すると、利益を度外視して国を挙げてその方向に動いていきます。

アメリカでは１９８０年代から「ノースモーキング運動」と「ベジタリアン運動」が始まりました。その当初は、タバコ業界と畜産業界が学者を使い、タバコの良さを喧伝したり、食肉の必要性を語らせたりして必死に抵抗していましたが、２０００年を超えるとその抵抗も落ち着き始めました。法律などで喫煙する場を制限したことと、意識が変わったためか喫煙率はなんと８％まで低下し、肉食が見直される風潮になりました。

食物に関して最近の動きで著しいのは、１９９０年頃に世界のワースト2にランクされた大豆の消費量が、２０１６年には10億ドル（１１００億円／年）まではね上がったことです。

この大豆消費量の急増の内容は、豆乳の売上のアップによります。相対的にますます低下しているのが牛乳の売上です。１９９８年に「牛乳は健康飲料と宣伝してはいけない」という法律ができましたが、以来10年以上にわたって消費量の減少スピードが加速しているそうです。

《アメリカでの1人当たり年間牛乳消費量》

●1975年　108・7リットル

●2011年　76・8リットル

つまり約3割減少しています。これは1人当たりの消費量ですから、国全体ではすごい量の牛乳消費量の減少ということになります。同時に豆乳の消費が増えているのは、その要因は「高カロリーな牛乳よりも豆乳のほうがヘルシー」と受けとめられているからでしょう。今に「ノーミルク（牛乳）運動」が始まりそうな気がします。

なお、100ミリリットル当たりカロリーは以下のとおりです。

《牛乳・豆乳・アーモンド乳のカロリー比較》

●普通牛乳　69・5キロカロリー

●調整豆乳　54・0キロカロリー

●無糖アーモンド乳　16・9キロカロリー

これに加えて、イソフラボンを多量に含む大豆が健康によいとする調査データが明らかになっていることも牛乳減・豆乳増の要因になっていると考えられます。

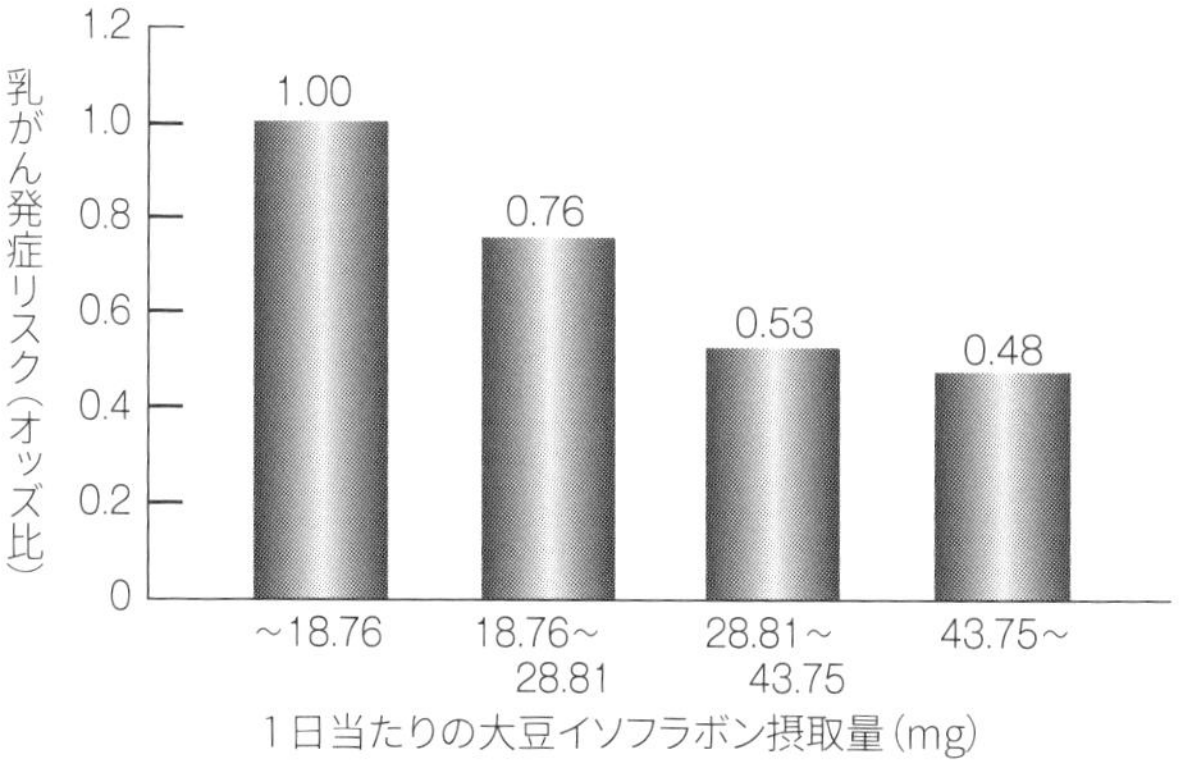

(Toi M, et. al., Curr Nutr Food Sci, 2013; 9: 194-200)

図表3-5　大豆イソフラボン摂取量と乳がん発症リスク

昔は「イソフラボンは（女性ホルモンの）エストロゲンとそっくりだから大豆イソフラボンをたくさん摂ると乳がんや子宮がんになりやすいから、摂るな」という指導があったものです。しかし、これはまったくの間違いで、その反対だということが科学的にわかってきました。

大豆発酵食品は体によい

大豆発酵食品は大豆を発酵させつくられた食品です。具体的には納豆、高野豆腐、味噌、テンペなどです。

これらを食べると人間にとって薬効効果があります。ただし、納豆なら納豆、味噌なら味噌の薬効効果がそれぞれ違います。そこで大豆発酵食品に共通の長所をまず記載します。

《大豆発酵食品の効果》

- 排便を多くする
- 血液中の悪玉コレステロールを減らし善玉コレステロール値を上げる
- 動脈硬化を予防し血圧を正常化する
- ホルモン依存性がん（乳房、卵巣、肺、前立腺、甲状腺、膀胱、子宮、大腸、精巣、胃、脳ほか）の予防となる
- 骨粗鬆症の発生を遅らせる
- 肌の潤いを保ち美肌をつくる
- 脳卒中、心臓病の予防
- 血栓をつくらない効果
- 抗菌効果
- プロバイオティクス、プレバイオティクス効果（腸内を善玉菌優位にする）

イソフラボンの効果

このような有効な作用は大豆発酵食品に含まれるいろいろな成分のお陰です。その中でも、大豆イソフラボンの持つ効果が圧倒的に大きいでしょう。

大豆イソフラボンは女性ホルモンのエストロゲンと構造はそっくりですが、女性ホルモンとしての効き目はエストロゲンの1000分の1以下という少なさです。しかも体内のエストロゲンが過剰に多い時はそれを抑える力となるし、エストロゲンが少ない時は補って増やすという特徴的な作用があります。

イソフラボンに「ホルモンのバランサーとしての働きがある」ことの利点は大きいものがあります。

近年はエストロゲンが多すぎて起こる「ホルモン依存性がん」が多いので、イソフラボンを摂取すればエストロゲンが減って、ホルモン依存性がんのリスクを大きく軽減することになります。このことは事実として認定されています。

イソフラボンの不思議な作用

①エストロゲン調節作用

なぜ、イソフラボンの入っている食物、つまり大豆発酵食品を摂ると体内のエストロゲンは減少していくのでしょうか？

それは、負のフィードバックがかかったり正のフィードバックがかかったりするからです。乳がんや子宮がんや卵巣がんなどは、女性ホルモン（エストロゲン）過剰で起こります。イソフラボンは構造的にエストロゲンと似ています。乳がん患者さんがイソフラボンを摂ると「エストロゲンが入った」と体内は勘違いをし、負のフィードバックがかかり、「これは要らない」という反応が起こり、体内のエストロゲンの分泌を一気に下げるのです。

また、前立腺がんのように女性ホルモンが少ない場合に起こるがんは、イソフラボンがエストロゲン作用をするので、体内で正のフィードバックの働きをするのです。

つまりイソフラボンは、この正と負のフィードバックによって、ホルモン依存性がんにはきわめて有利に働くのです。

②乳がん、子宮がん、卵巣がんの治療効果

乳がんや子宮がん、卵巣がんは、エストロゲン過剰で起こりますが、イソフラボンにはそのエストロゲンを減らす作用があります。イソフラボンはエストロゲンのレセプターとくっつき、エストロゲン生産を妨害するのです。

女性ホルモンであるエストロゲンは、乳腺細胞の増殖を促す作用がありますが、エストロゲンを増やす食物を多く摂取していると、細胞増殖の遺伝子がエラーを発生して乳がんや子宮がんにつながります。そこで大豆発酵食品などでイソフラボンを体内に入れると、エストロゲンの受け皿のレセプターに入り込み、乳腺細胞の増殖作用を妨害し、その結果エストロゲンをつくらないようにします。

③前立腺がんの治療効果

前立腺がんでは、エストロゲンの女性ホルモン投与が治療法の一つになります。前立腺がんの治療では、女性ホルモン（エストロゲン）を点滴や経口で投与するのが一般的です。ところが、エストロゲンの分泌を妨げる作用のあるイソフラボン（＝大豆発酵食品）を摂ると効果的に働くのです。乳がんと正反対の作用なのに、なぜ効果的かというと、この時イソフラボンは、女性ホルモンとしての作用に転じるからです。

④ダイオキシンなど環境ホルモンを防ぐ効果

このエストロゲンの受容体にイソフラボンが入り込む性質は、他のがんの抑制にも役立っています。

ダイオキシンは環境ホルモンと呼ばれ、体内でホルモンの働きをかく乱しますが、イソフラボンはホルモンの受容体とくっつき過剰なホルモン作用を抑えたりするなど、多くのがん発生に予防的効果があるとされます。

エストロゲン受容体とは、エストロゲンだけにピッタリとはまる受け皿（レセプター）のことです。これとくっつかないと、エストロゲンは働くことができません。

短鎖脂肪酸と健康維持

人間は「腸（小腸の回腸）に短鎖脂肪酸が出現することで健康を維持している動物」と書いたら驚きませんか？

いったい何のことでしょうか？

短鎖脂肪酸はそれほど重要な物質であるということです。そこで、短鎖脂肪酸とは何なのか、どんな働きをしているのか、どうすれば増えるのか、どうすると出ないのかなどを説明します。

短鎖脂肪酸とは何か

短鎖脂肪酸とは、飽和脂肪酸のうち炭素数6以下のものを指します。ちなみに中鎖脂肪酸は炭素数8～9、長鎖脂肪酸は炭素数が10～12のものをいいます。

短鎖脂肪酸には「酢酸」「酪酸」「プロピオン酸」「イソ吉草酸」などがあります。

短鎖脂肪酸の原料は、複合炭水化物や植物性発酵食品です。食物繊維の項で述べたように、この短鎖脂肪酸はこれからの健康のキーワードになるほどに大変重要な作用をします。

では、この短鎖脂肪酸が体の中で多くなるとなぜ健康によいのでしょうか。

短鎖脂肪酸の働き

短鎖脂肪酸には大きく三つの働きがあります。

①大腸粘膜の原料となる

潰瘍性大腸炎という病気を持った人がいます。この病気は、短鎖脂肪酸が小腸でできないかできにくいことにより大腸粘膜が形成されず、その結果、大腸粘膜が炎症だらけとなり出現する病気です。

潰瘍性大腸炎ほどひどくなくても、大腸炎（急性、慢性）も短鎖脂肪酸の不足から出現します。その理由は簡単です。短鎖脂肪酸が大腸の粘膜をつくるからです。

大腸といえば大腸がんがすぐに思い起こされるでしょう。大腸がんも短鎖脂肪酸が多い時は絶対になりません。大腸炎や大腸がん、大腸ポリープをつくるかつくらないかは短鎖脂肪酸の生成があるかないかです。

大腸には「がんの便」と「健康の便」とがあります。

前者はビフィズス菌（善玉菌）が0・01％以下で、腐敗菌（悪玉菌）が29～30％、日和見菌が70％になると生じやすくなります。一方、健康な人の便は、善玉菌は26～29％、悪玉菌が1～4％、日和見菌が70％です。

ビフィズス菌がきわめて少ない便は腐敗菌が多くなった便です。腐敗菌が増えるとアンモニアが大量に生成され、これがありとあらゆる病気につながるのですが、その大元の原因は短鎖脂肪酸ができない（少ない）ことによるのです。

②小腸・大腸で悪玉菌を退治する（善玉菌はむしろ繁殖）

短鎖脂肪酸はその酸によって殺菌作用があり、悪玉菌はほとんど駆逐されます。この時善玉菌はむしろ繁殖します。

短鎖脂肪酸が出ると大腸の粘膜がしっかりできるため、大腸炎も大腸ポリープも大腸がんも出現しません。また小腸の殺菌がなされるため、小腸で起こるリーキーガットも起こらず、アレルギーになりにくくなり、免疫も強くなるのです。

③吸収され全身に作用する

短鎖脂肪酸は大腸で97％も吸収され全身にバラまかれます。寸詰まりな脂肪酸であることから吸収した時はすでに液体です。いろいろな作用をしますが、何より特徴的なことは「粘液の産生」が第一です。

短鎖脂肪酸は飽和脂肪酸の一つですが、長鎖脂肪酸のように固体ではありません。97〜98％も吸収され、全身津々浦々染み込んでいきます。そして全身の粘液となって作用します。その粘液はあらゆる臓器の重要な緩衝となり、臓器や細胞を保護したり殺菌したり、免疫を上げたりするのです。

短鎖脂肪酸による粘液の働きとしては、胃、食道、心嚢《しんのう》、心肺、気管支、口中（唾）、鼻や副鼻腔、眼、耳、脳、咽喉頭、腸（小・大）、子宮、卵巣、膀胱、腎、膣、精巣、睾丸など、つまり全身に働きます。

酵素の力

私は「抗酸化力」ということを本書の第一のテーマとしてさまざまな角度から解説してきました。人間が健康になり、長寿となるためには食養生が大切なことと思うのですが、よい食養生をするためには、何より抗酸化力を目標にしないとうまくいかないでしょう。抗酸化力を発揮する第一は抗酸化力のある栄養素が必要で、具体的には、ビタミン、ミネラル、ファイトケミカル、α-リポ酸ほか補酵素といった栄養素が代表的なものとして知られています。

また食物繊維も、間接的に抗酸化を強くバックアップする栄養素です。

こういった栄養素はこれからも健康にとってエース的な栄養素なのですが、これに優るとも劣らない抗酸化栄養素があります。それが「酵素」です。

酵素のことを栄養素などと書くと眼を剥いて怒り出す学者が日本にはおりますが、アメリカでは栄養素的存在として認知されてきています。

酵素に関しては、私は『食物養生大全』（評言社刊）、『酵素で腸が若くなる』（青春出版社）その他の著書で詳しく書きましたので、ここでは簡単にその特徴だけを記します。

《酵素の特徴》

- 人体には無数の酵素が存在している
- その無数の酵素は毎日毎日少しずつ減少していく
- 酵素は一日一定量生産される（酵素限定生産）
- 酵素は外部（食物やサプリメント）から摂ると体は有利に働く
- 体内での酵素の働きは「消化」と「代謝」である

● 酵素は生の食物にしか存在しない
● 主な消化酵素にプロテアーゼ（タンパク質分解酵素）、アミラーゼ（炭水化物分解酵素）、リパーゼ（脂肪酸分解酵素）などがある

このほかにもたくさんの特徴というか、人間の生命活動にとってなくてはならない働きをします。

酵素は体内では作業員として働き、あとの六つの栄養素（タンパク質、炭水化物、脂質、ビタミン、ミネラル、食物繊維）とファイトケミカルは素材として働きます。たとえば、建築でいうと、設計や大工や左官屋や内装屋などの作業員が酵素であり、屋根、柱、壁、その他の建築資材が栄養素ということです。

酵素は高温で失活（働きを失くす）します。48℃2時間、50℃20分、53℃20秒で失活します。したがって生の食物以外には存在しません。野菜の「50度洗い」は理にかなった方法です。加熱食オンリーの生活では酵素を摂取できないので、病気になりやすいし早死にしやすい傾向があります。

過食や夜食、食べてすぐの睡眠や睡眠不足、また加熱食オンリーの食事では、酵素はどんどん失われることから、こういった食生活の人はライフスタイル自体を変えていく必要があ

ります。

酵素はそれゆえ寿命を支配します。これを「酵素寿命説」と呼んでいます。

代謝酵素を活性化すると活性酸素を除去する力となります。そこで、消化酵素の負担を減らしたり、酵素サプリメントを摂取するなどして代謝酵素の働きをよくしていくと、抗酸化な働きをしてくれるのです。

また、睡眠はしっかりとらないと（7・5時間）酵素は減りやすくなります。睡眠の時間帯は酵素の生産時間であり充電時間です。ストレスによっても酵素は失いやすいので、ストレスを少なくしてしっかり睡眠をとることはとても重要です。

《酵素が多量に含まれている食物》

- フルーツ（生）は酵素の多く入っているものが多い
- 南方産フルーツはプロテアーゼ（タンパク質分解酵素）が大変多い
- 生の野菜にも酵素がたくさん含まれているが、特に大根おろしには、大根そのものよりもプロテアーゼ（タンパク質分解酵素）、アミラーゼ（炭水化物分解酵素）、リパーゼ（脂肪酸分解酵素）が大量に含まれている

酵素阻害剤と生の種

酵素の働きを阻害する物質は寿命を著しく短くするので、くれぐれも摂らないようにしなくてはなりません。

生の種は毒（酵素阻害剤）

フルーツを食べるとき、よく間違ってリンゴやブドウ、スイカ、ミカンの種などを飲み込んでしまうことがありますが、これは危険なことです。種には酵素阻害剤があるからです。

種には、種の中の物質が酸化しないように、酵素阻害剤が外皮に存在し、ぐるりと取り巻

酵素阻害剤	症　状
サリン、ＶＸガス	急死
農薬	数日で死亡
重金属（ヒ素、鉛、水銀、銀、カドミウム、アルミニウムなど）	数か月～数年で重症化
生の種（スイカ、ブドウ、ミカン、リンゴ、玄米、ナッツ、アーモンドなど） ※ただし、キュウリ、トマト、ナス、キウイフルーツ、イチゴなどは例外	膵臓がんになりやすい
西洋薬（特に抗生剤、抗がん剤、降圧剤、脂質異常症改善薬、ホルモン剤）	必ず副作用が出る
動物性タンパク質、白砂糖	酵素阻害作用が強く働く

上ほど阻害作用が強い

図表3-6　代表的な酵素阻害剤

いています。そのお陰で、生の種はいつまでも酸化しないのです。だから種だけは不老不死です。次代の生命を繋いでいくまでは何としてでもその核は守らなくてはなりません。だから種には宿命的に酵素阻害剤があるのです。

そういった生種を丸飲みしたら大変です。酵素は一日に一定量しか分泌されないので、酵素阻害剤が体内に入り、体からどんどん酵素が失われていきます。酵素阻害剤が体に入ったら、酵素が大きく喪失してしまい何らかの病気になります。

酵素阻害剤は猛毒です。これが体に入ると、特に膵臓がんになりやすい（もちろんあらゆる病気も起こりますが）。膵臓がんになると長くは生きられません。

玄米にも酵素阻害剤がある

玄米や小豆、大豆も種です。これらを普通に炊いたりすると酵素阻害剤が残り、玄米飯は毒になりかねません。

玄米を炊く時は、まず酵素阻害剤を解除しなくてはなりません。その詳しい方法は後述しますが、まず17時間浸水して発芽させる必要があります。発芽させると酵素阻害剤は代謝されて無害なものになり、（毒のない）栄養豊富な玄米飯が食べられることになります。

酵素阻害剤の毒の抜き方

小豆や大豆の場合は12時間で酵素阻害剤は消失します（五分づきや三分づきは酵素阻害剤がかなり残っているので、食べないほうがよいでしょう）。健康食品である豆乳は、大豆を12〜16時間水に浸してつくります。こうすれば酵素阻害剤の毒はなくなります。

ゴマは炒ったりするし、ピーナッツはローストしたりして食べます。

枝豆は一度茹でても酵素阻害剤は半分しか解除されないので、二度茹でするか茹でた後に「磁性鍋」に入れて電子レンジでチンする必要があります。

アーモンドやナッツも種です。生アーモンド、生ナッツを食べてはいけません。巷では「アーモンドやナッツを食べると体によい」などといわれたりしてブーム化していますが、これは「生でない」ことを大前提にしないとおそろしいことになります。アーモンドやナッツはローストが必須です。

スティーブ・ジョブズの膵臓がん

アップルの創業者スティーブ・ジョブズ氏は、膵臓がんで56歳の若さで死んでしまいました。

スティーブ・ジョブズ氏がヴィーガンであったことはよく知られていますが、なぜ膵臓がんになったのでしょうか。真のヴィーガン食であれば病気になるリスクは大きく軽減されているはずなのですが……私はこれがとても不思議でした。

しかし、もれ聞こえてきている話では、スティーブ・ジョブズ氏は、エドガー・ケーシーのリーディングのお告げを信じて実行していたといわれています。

戦前、エドガー・ケーシーはリーディングをする人として有名でした。リーディングとは、寝ている間に神が宿り、お告げのように神の声を喋らせられ、誰かがその言葉を筆記したものです。

エドガー・ケーシーは、リーディングをする人として有名になった人です。彼のリーディングで話した内容はいろんな本になっていますが、本当に神のお告げとはとても思えない内容もあるようです。想うに、本当に神の声を聞いて、それを話しているのではなく、きっと、憑依霊（幽界霊）の言葉を神の声と勘違いしてリーディングして、それを話していたのではないかと思います。

さて、スティーブ・ジョブズが信じたエドガー・ケーシーのリーディングの中に、「アーモンドは生で食べなさい」という内容がありました。彼はこれを真に受けたのではないかと思われます。

ところが、アーモンドやナッツやピーナッツなんかを生で食べたら大変です。酵素阻害剤であるアブシシン酸の害があるからです。スティーブ・ジョブズ氏は、生のアーモンドを多食し、その結果膵臓がんになったのだと思います。

主食は体によいものなら必要

アジアでは３０００年ぐらい前から米（白米）を炊き、これを主食として、加えておかずを食べるのが定着化しました。欧米は１万年ぐらい前から小麦を粉にして発酵させ、これを焼いてパンにし、それを主食として食べてきました。人間の食事では、このように「主食」とする食物が定着して久しいのです。

日本では江戸時代になると主食中心の食事となりました。江戸時代の記録を見ると、驚くのは米のご飯だらけで、おかずが本当に少ないことです。白米に塩をふって２合も３合も食べていたのですから、これでは脚気になるのも当然です。

とにかくアジア圏では白米を炊き主食にすること、欧米ではパンを主食にすることが定着していきました。その理由は、すぐエネルギー源になる炭水化物が人間には必要だったからでしょう。

近年「炭水化物を抜きなさい」というようなダイエットの栄養指導があまりにも普及して、私はこれには呆れています。なぜなら、炭水化物は人間には絶対必要な栄養素だからです。

正しく栄養指導するなら、次の三原則でしょう。

- **単純炭水化物は摂らないこと**
- **複合炭水化物はしっかり摂ること**
- **糖化した食物は減らすこと**

最適な主食

その意味で私が第一に推奨したい主食は次の①〜⑥です。ぜひ試してみてください。栄養素が豊富で食養生に適した主食です。

①白米（七分づき米でも可）に（※細切り寒天、黒キクラゲ、干し椎茸、ごぼうのささがき、昆布、梅干し）などを添加して普通の炊飯器で炊いたもの
②玄米を17時間浸水した後、新しい水と代えて①の※を入れ、さらに4時間浸水して

炊いたもの
③日本蕎麦。特に大根おろし蕎麦、モズク蕎麦、ワカメやキュウリ入り蕎麦
④サツマイモを蒸かしたもの
⑤発芽玄米餅の雑煮
⑥米粉とライ麦や雑穀を入れて焼いたグルテンフリーのパン

玄米を炊いて食べていた歴史はなかった

約１万年前に、人間は火を使うことを知りました。その頃、稲が栽培されましたが、稲の実（米）は生では食べられませんでした。

神は人間に次のことを教えました。

- **稲の脱穀法と精米法**
- **火を使って炊くという技法**

収穫した稲から脱穀して籾を取り出します。その籾を擦り剝くと玄米になります。さらに玄米を精米して白米にして、それを炊いてご飯にして食べます。

私は1万年前に稲を脱穀し玄米にし、さらに精米し白米にしたものを炊くという工程を行っていたのかなと疑問に思ってしまいました。しかし、よくよく考えてみるとそうではなかったことに気づきました。1万年前の大昔の人間がそんな二つの工程を行うなどということは考えられません。

私の結論は、脱穀して、籾を擦り剝く際、擦り剝きすぎて限りなく白米に近い八分づき米にまでなっていたのではないかということです。また、そのほうが米が軟らかく美味しく食べられたからだと思います。

つまり、稲作の当初から、人々は白米（または八分づき米）を食べていたのです。したがって玄米を炊いて食べていたのではないのです。大昔は玄米を炊いて食べていたと思っている人が多いでしょうが、決してそんなことはありませんでした。

江戸時代の末期に白米の食べ過ぎとおかずのなさ過ぎから「江戸患い」、つまり脚気が流行ったし、日清、日露戦争で軍人は白米ばかりを食べていたため戦死者の多くは脚気で死んだそうです。その原因はビタミンB_1不足だったのですが、だからといって当時も今も玄米食になったりはしませんでした。玄米を炊いて食べても美味しくないし、体調がよくなるわけでもないからです。

2018年現在、玄米を炊いて食べている「玄米食」の日本人は0・1％程度にすぎません。全体で10万人もいないのです。

玄米の毒

私は2017年10月に『正しい玄米食 危ない玄米食』（かざひの文庫）という本を出版しました。玄米が体によいと思ってきた人にとっては驚きのタイトルだったかもしれません。いったい何をもって「危ない玄米食」なのでしょうか。

アブシシン酸の毒性

玄米は種です。

神は種にだけ「無限の命」を与えたのです。種には寿命はありません。乾燥した暗い環境の中では、100年や200年どころではなく、1万年や2万年どころでもなく、それこそ永久に生き続けることができます。

種は玄米のみならずどんなものでも外皮にグルリと取り巻くように酵素阻害剤（アブシシン酸）が存在しています。あたかも缶詰の缶のように酸化をしない形で存在しています。いってみれば生の種は最強の酵素阻害剤付き物質といえます。そのため永遠に酸化しないのです。そんなものを下手に炊いたりしたなら大変です。アブシシン酸が残ったままだからです。このアブシシン酸という物質は、そのまま体に入ると酵素阻害剤という毒となります。酵素の働きができないようにするわけですから、人間は病気になってしまいます。

先に日本人は昔から白米を食べていたといいましたが、実際には精米が不完全で玄米か玄米に近いものを炊いて食べたこともあったのではないかとも考えられます。ところが、そういう半白米とか玄米を炊いて食べた人は下痢をしたり病気になってしまったのではないでしょうか。そこで玄米食は止めてしまったとも考えられます。

理想の玄米食

玄米にはアブシシン酸という酵素阻害剤があるので、理想の玄米の炊き方は酵素阻害剤を解除することです。つまり解毒するのです。

先述のように、玄米から酵素阻害剤の毒を解除するには、17時間浸水しなければなりません。玄米は浸水でしか解除されませんし、それも17時間は必要です。玄米自体にアブシシン酸がしっかり取り巻いているからです。17時間浸水すると、無害なものになって普通に炊ける状態になりますが、ただしその時の水は捨てる必要があります。

17時間浸水したら水は汚れますし、発芽毒が水に染み込みます。これも毒です。それゆえ水は新鮮なものに取り代える必要があります。その後、細切り寒天、黒キクラゲ、干し椎茸、ごぼうのささがき、昆布（ワカメ）、梅干しなどを入れて、さらに4時間浸水したものを炊くことがベストです。この二度目の浸水後では水の交換は不要です。

この方法で炊いた玄米は栄養的には満点をあげられるぐらいに素晴らしいものです。ただし、圧力鍋を使用すると糖化しますので、この時は普通の炊飯器で炊くことです。

玄米 vs 白米

それでは、前述のようにして手間ひまをかけて炊いた玄米ご飯は本当に理想かというと、私はそうともいえないと思っています。

①玄米の浸水工程を省いて、同じ方法で白米を炊いたご飯〔細切り寒天、黒キクラゲ、干し椎茸、ごぼうのささがき、昆布（ワカメ）梅干し入り〕と、②玄米の理想の炊き方を比べ

てみると、確かに①の栄養価は玄米とは比べものにはなりませんが、玄米はあまりにも消化が悪すぎるという欠点があります。たとえ②の形の理想形で炊いた玄米であってもです。

もし、②の理想形玄米ご飯を食べてもよく消化しないのなら、①の白米に切り替えてほしい。栄養素的に①が大きく②を下回ることはないし、消化は抜群だからです。

理想の主食は昼と夕に食べる

①にしろ②にしろ、主食としては理想形だと私は思っています。

朝食は本書で何度もすすめるように、（生の）フルーツまたはフルーツ＋野菜おろしが理想です。

昼食と夕食の主食は、①か②、③日本蕎麦、④サツマイモの蒸かしたもの、⑤発芽玄米餅の雑煮から一つ選べばよいと思います。

問題はおかずです。何より必要なのは生野菜サラダでしょう。酵素が存在するものを食べたいからです。その他に納豆、糠漬け、キムチ、生味噌などは酵素が生きていますから積極的に摂りたいものです。日本人ならば、これに煮野菜、味噌汁、魚料理となるでしょう。

こういった食事を続けていき、ときどき数日間断食をすれば、病気はしないし、病気を持っている人は治っていくし、そして健康長寿は間違いないでしょう。

病気をした時に断食（ファスティング）が必要な理由

鶴見クリニックに来られるがん患者さんやその他の病気の方には、私はまず断食（ファスティング）や半断食（ハーフ・ファスティング）をすすめます。まず、病気の原因となる物質を体内から排出する必要があるからです。

断食や半断食を行う日数は、病気の重さにもよりますが、最低3日から病気が重い人は4週間くらいは必要でしょう。

断食・半断食の後はヴィーガン食（完全なベジタリアン食）をしばらくやってもらいます。ヴィーガン食とは、動物性タンパク質抜きの食事です。ヴィーガン食では、5割はローフード、5割は加熱食です（煮野菜や豆、芋、味噌汁＋主食）。

このヴィーガン食と半断食を交互に行って生活すると、大抵の病気は完治に向かいます。なぜ断食や半断食が必要なのでしょうか。なぜ病気が治りやすくなるのでしょうか。それは人間の病気の成り立ちを見ればわかります。

人間は食物を食べて生きています。悪い食物を食べていると消化不良を起こし、胃腸や食道や胆管は細菌だらけになり、アンモニアが大量に出て、消化器は炎症を起こします。その結果、消化器（胃や腸ほか）に炎症が起こります。これを薬で一時的に治しても、再び悪い食物（動物性タンパク質過多食、すべての砂糖や砂糖菓子、糖化食品、その他）を食べ続けていたり、悪いライフスタイル（夜食や食べてすぐの睡眠、昼夜逆転生活、喫煙など）を続けていくと、消化器のがんになっていきます。

消化器のがんになっていく理由は、胃、腸に腐敗菌が多くなると、まずアンモニア（アミン類）が出現するからです。このアンモニアは猛毒物質で、消化器の炎症のみならず、少なからず吸収して慢性病やがんや難病をもたらすのです。

消化器でニトロソアミンというアンモニアが出ると大腸がんになるのはよく知られています。アンモニアは少なからず吸収して肝臓を痛めつけて肝臓障害を起こしたり、血管に入り血液を汚し、ルロー（赤血球がくっつく現象）やアキャンソサイト（赤血球の金平糖状化）を起こし、微小循環（毛細血管の流れ）をきわめて悪くし、血流不足を起こし、その結果、あらゆる慢性の病気や難病やがんの原因になっていきます。この時、体は活性酸素だらけになります。体中が酸化されていくのです。

慢性病やがんや難病になったら、まず必要なことは断食です。悪い食物を食べ、悪いライフスタイルをして出現した炎症を取るには、悪いものを入れずに排出することが第一だからです。

悪い食物を入れない生活をすると、まず消化器系の炎症は取れます。また、長く断食を続けていると、全身の細胞毒が排出され、細胞や臓器は新品化していきます。代謝が非常によくなるので、その結果、難病も治りやすくなるのです。

断食の効果

ややロングファスティング（７～14日）では、大便量が大幅に増え、腸内環境が正常化します。善玉菌が主体になり、悪玉菌が少ない割合になります（善玉菌28～29％、悪玉菌１～２％、日和見菌70％程度）。

善玉菌が多くなると腸内環境がよくなるため、全体の70％もあるといわれる腸管免疫が活性化します。腸内が善玉菌優位になると、ナチュラルキラー（ＮＫ）細胞などの自然免疫がきわめて活性化することがわかっています。

また断食すると、悪いタイプの脂肪細胞（悪玉アディポサイトカイン）が抜け落ち、悪玉アディポサイトカインの持つ悪い作用（血栓、糖尿病、高血圧、細胞のがん化ほか）が出にくくなることが大きいでしょう。

さらに、断食するとエネルギッシュになります。

断食すると解糖系エネルギーからミトコンドリア系エネルギーに転換します。解糖系エネルギーは2つのATPエネルギーを出していますが、ミトコンドリア系エネルギーは、38のATPエネルギーを出しています。つまり、19倍のエネルギーを出すのです。だから非常にエネルギッシュになります。

血液の微小循環が改善されていくのも断食の効果です。微小循環が改善すると、活性酸素の出る量が減るため病気になりにくくなります。その結果、痛み、コリ、イビキ、頭痛、腹痛、めまい、膝痛などの症状はほとんど取れていきます。

自然免疫力

人間の体は非常に複雑な構造からなっていて、各器官が複雑に関係しながら生命活動をしています。しかも、多種多様な外部環境の影響を受けながら、常にそれに対応して、健康を維持しているのです。

なかでも、外部から侵入してくるウイルスや細菌と戦いながら、それらを撃退しつつも、善玉菌などの有用なものは体内に取り入れています。それをコントロールする機能が「免疫」

です。

免疫は生死に直結するものです。免疫機能がマヒすれば、体は外敵に襲われるままになり、あっという間に全身の細胞が壊れてしまいます。慢性病・難治性病の多くも、この免疫機能が不全だったり免疫異常だったりすることが原因で引き起こされているのです。

自然免疫と獲得免疫

免疫には、「自然免疫」と「獲得免疫」があります。

自然免疫は「細胞性免疫」であり、細菌やウイルスなどの外敵に対処する白血球の「好中球」や、細胞の死骸などなんでも食べる「マクロファージ」があります。これは大変大きな力を発揮して、不要なもの、害を及ぼすものを掃除してくれます。キラーT細胞やナチュラルキラー（NK）細胞なども自然免疫の重要な働きをします。

特にNK細胞は「免疫機能のキング」といってよいもので、がん細胞を攻撃するし、風邪にも強い。他のどの免疫細胞よりも素早く外敵に対して反応し攻撃をしかけるのが特徴です。

人間はこの自然免疫の力で生かされているといっても過言ではありません。人間にとって自然免疫の恩恵は99％であり獲得免疫の恩恵は1％にしか過ぎません。したがって、いかに自然免疫の力を強く出させるかが健康を維持できるか否かの分かれ目になるといえます。

自然免疫と獲得免疫の連携プレー

獲得免疫は、リンパ球の中でも、T細胞（胸腺で分化成熟）とB細胞（骨髄で抗体をつくる）が親玉です。

自然免疫では白血球の好中球やマクロファージ、それとリンパ球ではNK細胞などの細胞群が、生体防御の第一線で働いているというのが一番の特徴です。

たとえば、隣の人の咳でウイルスが自分の体内に入ってきて粘膜の中で増え始めると、NK細胞などはすぐにやってきて、ウイルスが感染した細胞を殺しにかかります。その自然免疫の細部が弱かったりして第一線が突破されると、T細胞だのB細胞などの軍隊が出てきて敵（ウイルスや病原菌）をやっつけてくれます。

NK細胞は、その表面にT細胞抗原受容体を持たず、B細胞のように細胞表面免疫グロブリンも発現しません。そのキラー活性（殺傷能力）も、T細胞やB細胞のように抗原の提示があって初めて免疫が獲得されるのではなく、抗原の感作《かんさ》なしに自然のままの状態で標的を識別できるところから、ナチュラルキラー（NK：Natural Killer）という名がつけられています。

NK細胞などがウイルス感染細胞と戦っているときには熱も出ずほとんど症状を起こしません。ところが第一線が突破されて、T細胞やB細胞が出動すると、発熱とか痛い痒いなど

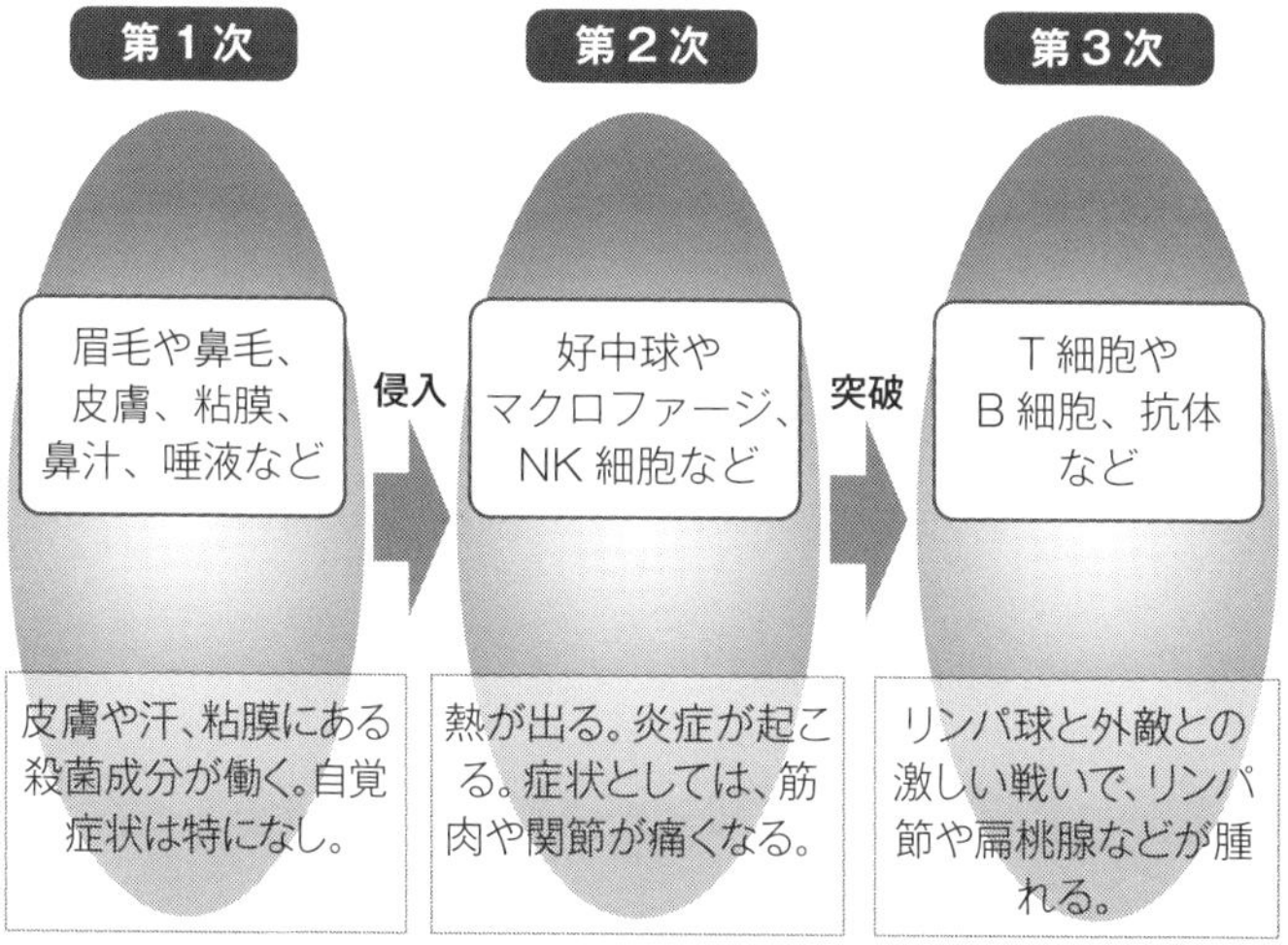

出典：『クロワッサン』特集：今年はからだ年齢を若くする（マガジンハウス）2004.1.10号を改変

図表3-7　免疫の段階的防御システム

	自然免疫系 （感染の繰り返しでは抵抗力が高まらない）	獲得免疫系 （感染を繰り返すと抵抗力が高まる）
可溶性物質	補体 リゾチーム インターフェロン	抗体（免疫グロブリン）
細胞	マクロファージ 好中球 ナチュラルキラー（NK）細胞	樹状細胞 T細胞 B細胞
割合	99%	1%

図表3-8　自然免疫系と獲得免疫系を構成する物質と細胞

の反応が出てくるわけです。大事なのは、私たちの体に何も症状が出ないときは、ウイルス感染細胞を攻撃しているＮＫ細胞が活躍しているということ。

　このように、免疫機能というのは、自然免疫と獲得免疫とが連携して体を防御しているのです。

ＮＫ細胞は腸管でつくられる

　このＮＫ細胞の働きはとても重要ですが、そのほとんどがなんと小腸の回腸にあるパイエル板から出ているのです。樹状細胞もサイトカインも回腸のパイエル板から発動しているのですから、いかに小腸、それも回腸パイエル板が重要な器官であるかがわかります。つまり、回腸のパイエル板を活性化させることが、健康にとって重要であるということです。

　パイエル板活性→ＮＫ細胞（＋他の免疫）活性→健康という構図です。

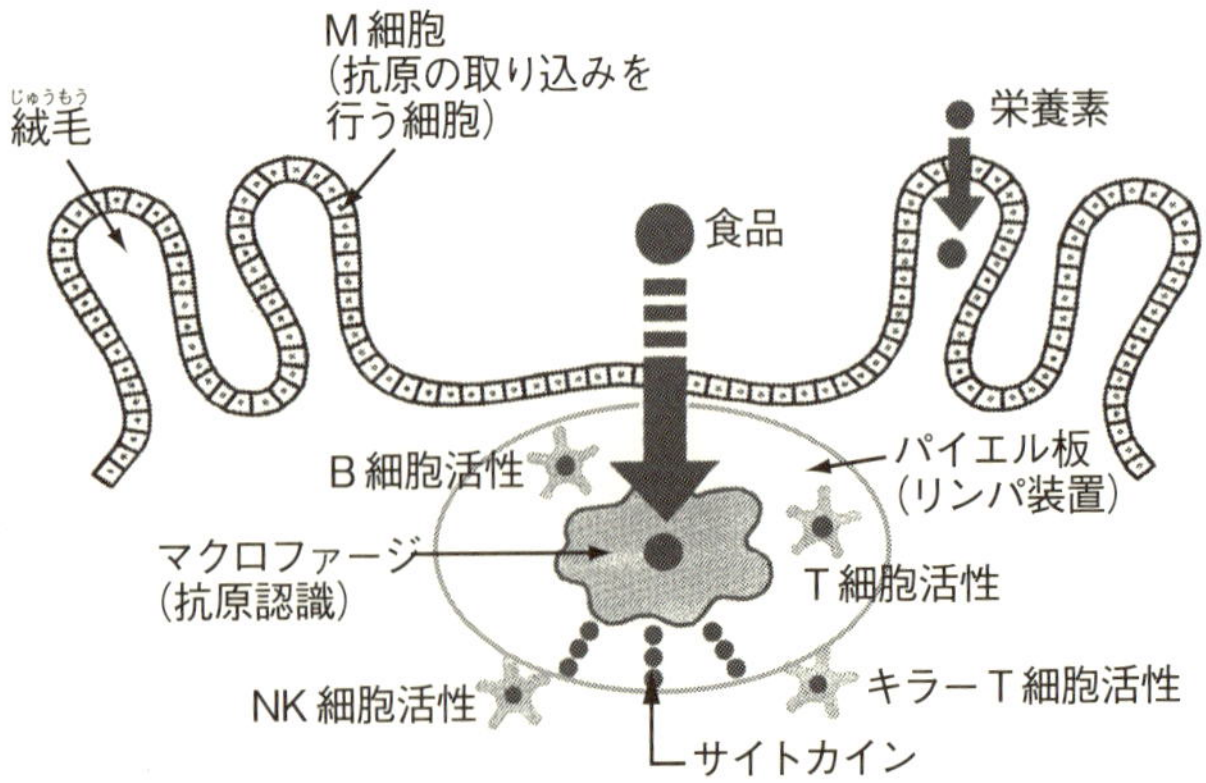

図表3-9　バイエル板と腸管免疫の関係

腸管免疫は1990年代後半になってにわかにクローズアップされました。その理由は「小腸（特に回腸）に全身の免疫の70％も存在していた」からです（大腸の10％を加えると腸だけで80％の免疫物質を生成している）。

小腸に免疫物質が70％もある理由

リンパ節とは、リンパ管が枝分かれするところにある腺のことで、ここにはリンパ球が集まっていて、免疫反応が起こる器官です。リンパ節は全身に数百個存在しますが、回腸に特に多く存在し、特別なリンパ組織をつくっています。それが「パイエル板」です。

全体の70〜80％もの免疫のある小腸（回腸）・大腸を活性化させるにはどうすればよいでしょうか。

結論をいえば「善玉菌が多いか少ないか」でほとんど決まります。

●善玉菌が多いとき――免疫活性→健康

●腐敗菌が多いとき――免疫不活性→不健康

このような腸管免疫をつくっているのは腸内善玉菌の力によります。腸内善玉菌（小腸では乳酸菌、大腸ではビフィズス菌など）は回腸や大腸の免疫細胞を刺激して、活性化する物質を出しているのです。いかに腸という消化器官の働きと同時に腸内善玉菌が多いことが健康につながるかということです。

がんの便やオナラは悪玉菌だらけで臭い

大腸ならビフィズス菌が、小腸なら乳酸菌が多く、悪玉菌が少ないとき、腸管免疫は良好です。それは、オナラのニオイや便のニオイを目安に判断できます。

●臭いオナラや便――――腐敗＝悪玉菌優勢

●臭くないオナラや便――発酵＝善玉菌優勢

オナラの成分の多くは窒素、水素、炭酸ガス（二酸化炭素）、メタンガスなどで、これらの物質に臭いはありません。アンモニアやアミン、硫化水素などの窒素残留物（アンモニア群）が多くなればなるほど、便は悪臭となります。

また、そうなればなるほど免疫力が落ちます。免疫力が落ちる食事こそ肉食と甘い菓子です。そこで必要なことは次のことです。

●食物繊維の多い食物の摂取（複合炭水化物）
●善玉菌の補給（発酵食品や乳酸菌〔生菌〕サプリメント）
●酵素の多い食物摂取（ローフードや酵素サプリメント）

腸管免疫力が高まると病気は治る

以上のように、腸内菌と腸管免疫は、さまざまな病気に関与していることがわかります。

その働きをざっと整理すると以下のとおりです。

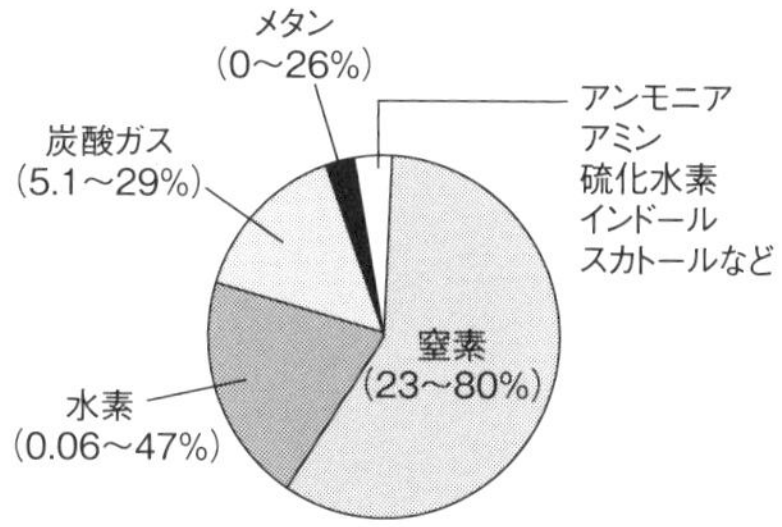

出典：光岡知足著『腸内クリーニングの驚異』（祥伝社）

図表3-10　オナラの成分

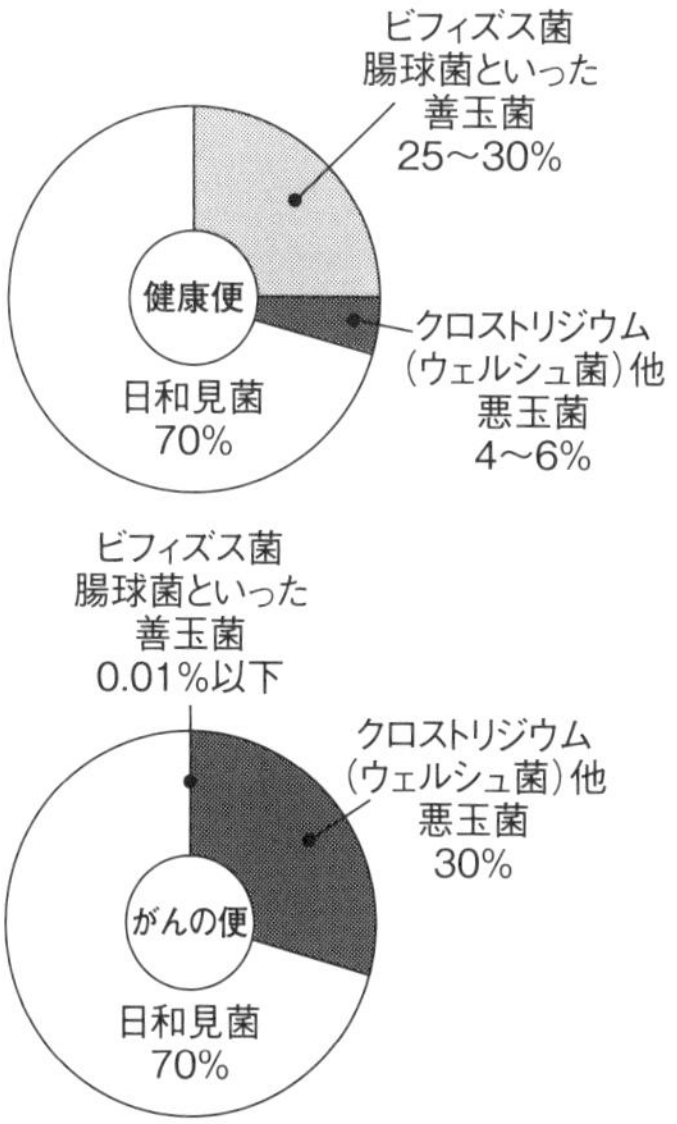

ビフィズス菌などの善玉菌が25〜30%の場合が健康な便。ウェルシュ菌などの悪玉菌が30%を超えると健康は悪化する。

図表3-9　大腸菌の細菌叢とがんの関係

《腸内細菌と腸管免疫の働き》

● 消化を助ける
● ビタミンを合成し、ホルモンを産生する
●「幸せ物質」の前駆体（セロトニン、ドーパミン）を脳に送る
● 病原菌を排除する
● 免疫力を高める
● 腸内pH調節と蠕動運動活性化
● 脂質代謝に関与し、短鎖脂肪酸を生成する
● 酵素を産生する
● 各種臓器機能を活性化する

便は腸内細菌・腸管免疫のバロメーター

便の臭いは、腸内の健康を知るバロメーターです。腸内での腐敗により有害な物質がつくられると、便やオナラの臭いがきつくなります。朝、便が異常に臭かったら、腸内では発酵

でなく、腐敗が起こっていると判断してください。昨日何を食べ、何を飲んだか……思い当たるフシがきっとあります。それはほとんど体によくないものの食べすぎか、飲みすぎによるものです。

大便は2日に1回では病気になる

「便は2日に1回だがそれが習慣になっている。今は健康だからそれでよいと思っている」という人がいますが、2日に1回の排便者で健康者は一人もいません。なぜなら、便は1日出ないだけで腐敗菌が加速度的に増多するからです。そして免疫力を急激に落とします。

便は直径2〜3センチぐらいですが、健康体になればなるほど太くしっかりした形になります。長さは15センチ前後。これも太くて長くて形がバナナ状のしっかりしたもののほうがよいでしょう。量は1回に100〜200グラム前後。多い人は1日に300〜500グラムぐらい出ます。

ビフィズス菌	便　臭
25〜30%のとき	ほとんど臭くない
15〜25%のとき	軽いウンコ臭（漬物臭）
5〜15%のとき	かなり臭くなる
5%以下のとき	大変悪臭
1%以下のとき	耐え難い臭さ

図表3-12　大腸ビフィズス菌の糞便に占める割合と便臭

大腸には４００種類、４００兆個もの細菌が存在しています。健康人の大腸の細菌の割合は次のようです。

光岡知足氏（東京大学名誉教授）は、便には三つのタイプの菌が存在しているとしています。すなわち、全体を１００％とすると、善玉菌28～30％に対して、悪玉菌１～３％まで

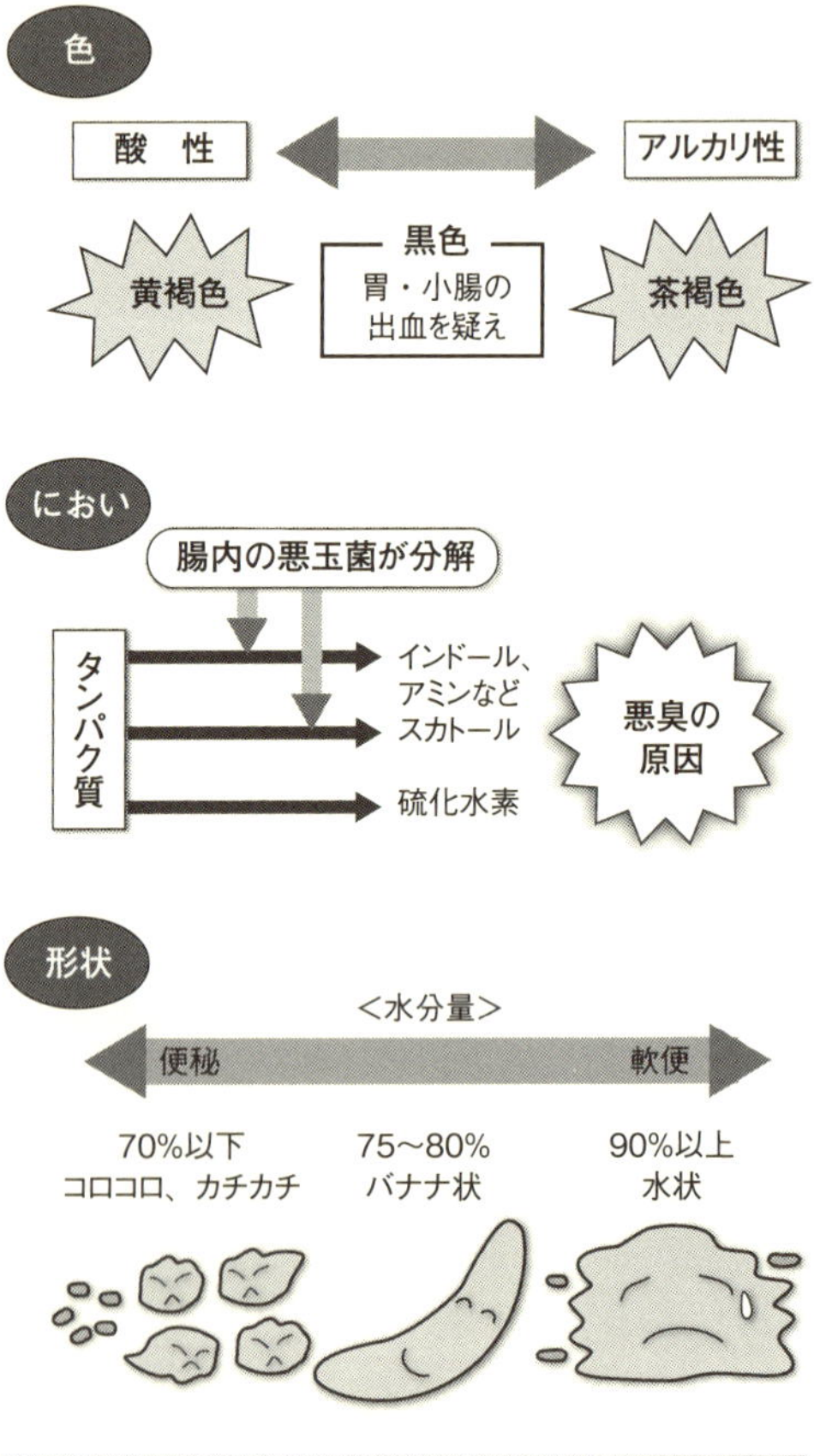

図表3-13　健康な便の特徴

許されていて、日和見菌が70％だといいます。日和見菌というのは、通常は善悪どちらにも働きませんが、善玉菌が優位なときは善玉菌の応援をし、悪玉菌優位なときは悪玉菌の味方をします。まさに日和見なのですが、これも大切な役割をしているのです。

○健康で長寿になる腸内細菌パターン

●善玉菌（乳酸菌やビフィズス菌）――28～30％
●悪玉菌（主にウェルシュ菌）――1～3％
●日和見菌――70％

免疫力が強い人の体の特徴は、
●1日2回かなりの量の便が出る
●便やオナラがちっとも臭くない
このことは、最良の腸管免疫によるものです。
一方の次のパターンでは、おそろしく不健康になります。

○不健康になる腸内細菌パターン

●善玉菌（乳酸菌やビフィズス菌）――0・1％以下
●悪玉菌（主にウェルシュ菌）――29～40％
●日和見菌――60～70％

小腸のリーキーガットがアレルギーを引き起こす

「アレルギーの原因が腸にある」といわれてもピンとこないかもしれません。そのメカニズムは次のとおりです。

小腸の傷みが進むと「腸管透過性亢進（リーキーガット症候群）」の状態になることがあります。腸壁は、本来なら最も小さな単位の分子にまで切り離された栄養分しか吸収しませんが、不健康な腸壁では、消化しきれていないタンパク質まで吸収してしまう現象が起こります。これがリーキーガットです。ガット（腸）の壁からリーキーする（もれる）病気ということです。

図のように腸壁が開いた状態では大分子のタンパク質を吸収してしまいます。そうなると本来血液中に存在しないタンパク質が入ってきたとして、免疫が異常反応を起こします。異物を包み込もうとして「抗体」をつくってしまいます。そして、一度抗体ができると、二度目からはその物質が体内に入るたびにアレルギー反応を起こすようになるのです。

この「腸管透過性亢進」＝リーキーガット症候群がほとんどの免疫疾患、アレルギー症状の原因であるとする学者が欧米では増えてきています。

そしてその根本原因は、「動物性タンパク質」の過剰摂取が挙げられます。特に牛乳、チーズ、白砂糖、西洋薬剤、タバコ……その他。

アレルギー反応は、ぜんそくの場合は「肺」に、アトピーは「皮膚」に、花粉症は「目や鼻」などに現れますが、その根本はすべて腸にあるのです。

また全身の関節が炎症を起こして痛む「リウマチ」もこの反応の一種です。これら原因不明といわれる慢性病に悩み、半ばあきらめかけて私のクリニックに来院した患者さんに酵素食をすすめたところ、大幅に改善する例が多く見られました。

薬に頼らなくても、酵素食を中心とした生活によってアレルギーが改善されることも多いのです。

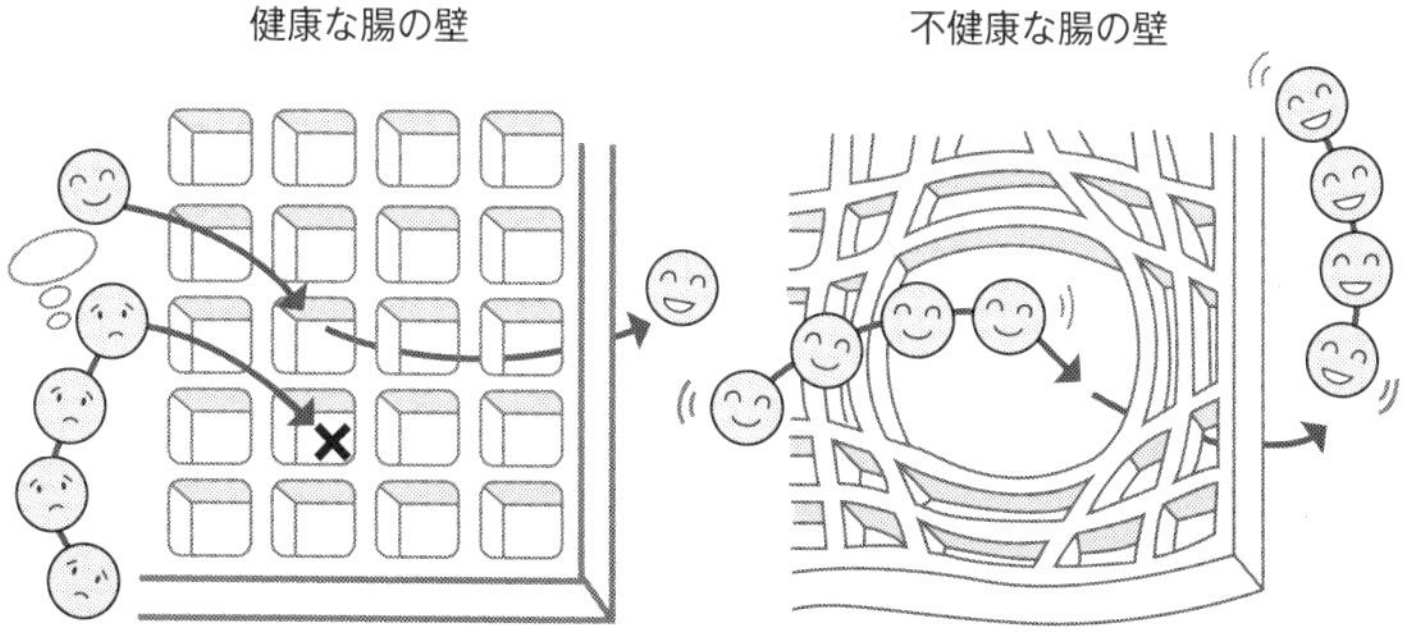

図表3-14　健康な腸の壁、不健康な腸の壁

アレルギーの原因物質は窒素残留物（アミン類）

窒素残留物（アミン類）はアレルギーの元となります。これは腸に炎症を起こし、リーキーガットを生じさせ、未消化なアミノ酸を吸収させ、それが体の各所でアレルギー反応を起こします。

最近はアレルギーやクローン病はじめ、あらゆる慢性の病気はリーキーガットが出発点といわれるようになっています。

２００７年ハンガリー・ブダペストで行われた世界肥満学会では、膠原病も糖尿病も高血圧も脳卒中もこのリーキーガットが原因だとする発表が相次ぎ、世界中から注目されました。難病のクローン病も膠原病も、この窒素残留物によって引き起こされる病気です。膠原病は、大腸菌の一種とウェルシュ菌の抗原抗体反応が腸で起こり、そこから生じた窒素残留物によって免疫機能が暴走した結果生ずるさまざまな症候群のことをいいます。膠原病と症状がよく似ているリウマチもそのパターンであり、腸の中が善玉菌だらけになると治っていくことが多いという事実があります。私の経験や症例からもそういえます。

《窒素残留物（アミン類）が起こす症状》

- 免疫力の大幅な低下
- 血液の汚れ（ルローやアキャンソサイト）
- 肝障害、腎障害
- 代謝障害
- アレルギー
- 発がん
- 難病（膠原病ほか）
- 胃腸病
- 下痢、便秘など

腸管免疫の主役・プロバイオティクス

要は、いかに腸内を善玉菌優位の状態にするかにかかっているわけですが、そのためにはプロバイオティクスとプレバイオティクスという働きを考えておく必要があります。

プロバイオティクスとは、一言でいえば、腸内菌の働きそのものです。「胃酸で死なないで生きて腸に達する有用菌」といってもよいでしょう。通常、胃は食物が入るとpH2～3と強酸になり、食物をバラバラに分解するほか異物や微生物、ウイルスを殺します。またそういう機能でなければならないのです。体内に有害となる、あるいは有害な作用を及ぼすおそれのある物質を無害化させなければなりません。しかし、それでも強い乳酸菌などは、強酸状態の胃をくぐり抜けて10～20％は小腸・大腸に達します。まるで創造主が「必要な分だけ腸に入るようにしている」というような生体構造です。

この小腸・大腸に達した有用菌（乳酸菌）がものすごい働きをしてくれます。人体工場の消化器官工程の最も優秀な技術者として働いてくれます。

《有用菌（乳酸菌）の働き》

- 善玉菌を増やし悪玉菌の繁殖をふせいで、腸内環境を整える
- 悪玉菌の食糧となる栄養素を奪い、過酸化水素や乳酸を生成して、悪玉菌を撃退する（抗生剤のような作用を持っているが、副作用はほとんどなく安全）
- 食物の消化を助ける酵素を体内から分泌させる補助をし、栄養素を代謝してビタミンＢ群を作り出す
- 胃腸を掃除して、口臭、ガス、下痢などの症状を改善して、膣感染症など多くの感染症を防ぎ、アレルギー、血液のルロー化、臓器機能低下などを改善する

つまり、免疫システムの働きを高めるという最も大事な機能がプロバイオティクスです。これを活性化するには、前述のようにローフードや発酵食品を食べるなど毎日の食事が第一ですが、食事で十分に摂れないときなどは、乳酸菌サプリメント（生菌）を摂取する必要があります。

よく乳酸菌サプリメントや乳酸菌入り健康食品で「1グラムに○○億個」とうたっている宣伝コピーを見ますが、これはあまり意味がありません。というのは、乳酸菌の働きは、活

性が終わった菌なのか、これから活性する菌なのかが重要だからです。死んだ菌や活性力のない菌では、どんなに数が多くても体内での活性力を発揮できません。専門的にいうと、発酵のピークである対数培養を過ぎた菌はすでに活性力が失われていて、発酵して菌を増殖する力はありませんが、対数培養前の菌はまだまだ増殖力がありますから、体内でプロバイオティクスの働きを期待するのであれば、このような乳酸菌サプリメントを活用するほうがはるかに効果的です。

私は中国科学院の金鋒教授が内モンゴルで発見した乳酸菌（NS乳酸菌）が強い力を発揮することから、この生菌を使って食養生に活用しています。生菌そのものを摂取するほか、この菌を豆乳（成分無調整のもの）に入れて豆乳ヨーグルトにして食べるととても効果的です。

なお、プロバイオティクスがしっかり働いているときには水素を生成することがわかっています。体内での水素の生成は、体内の活性酸素の除去に大きな効果があります。

プレバイオティクスとは、有用菌に適したエサを体内に供給することで、有用菌の働きを活性化することを期待するものです。たとえば、大腸には善玉菌であるビフィズス菌が存在していますが、これを増やすにはビフィズス菌が好むオリゴ糖を摂取するとよいでしょう。

第4章

世界の医師が注目する食養生

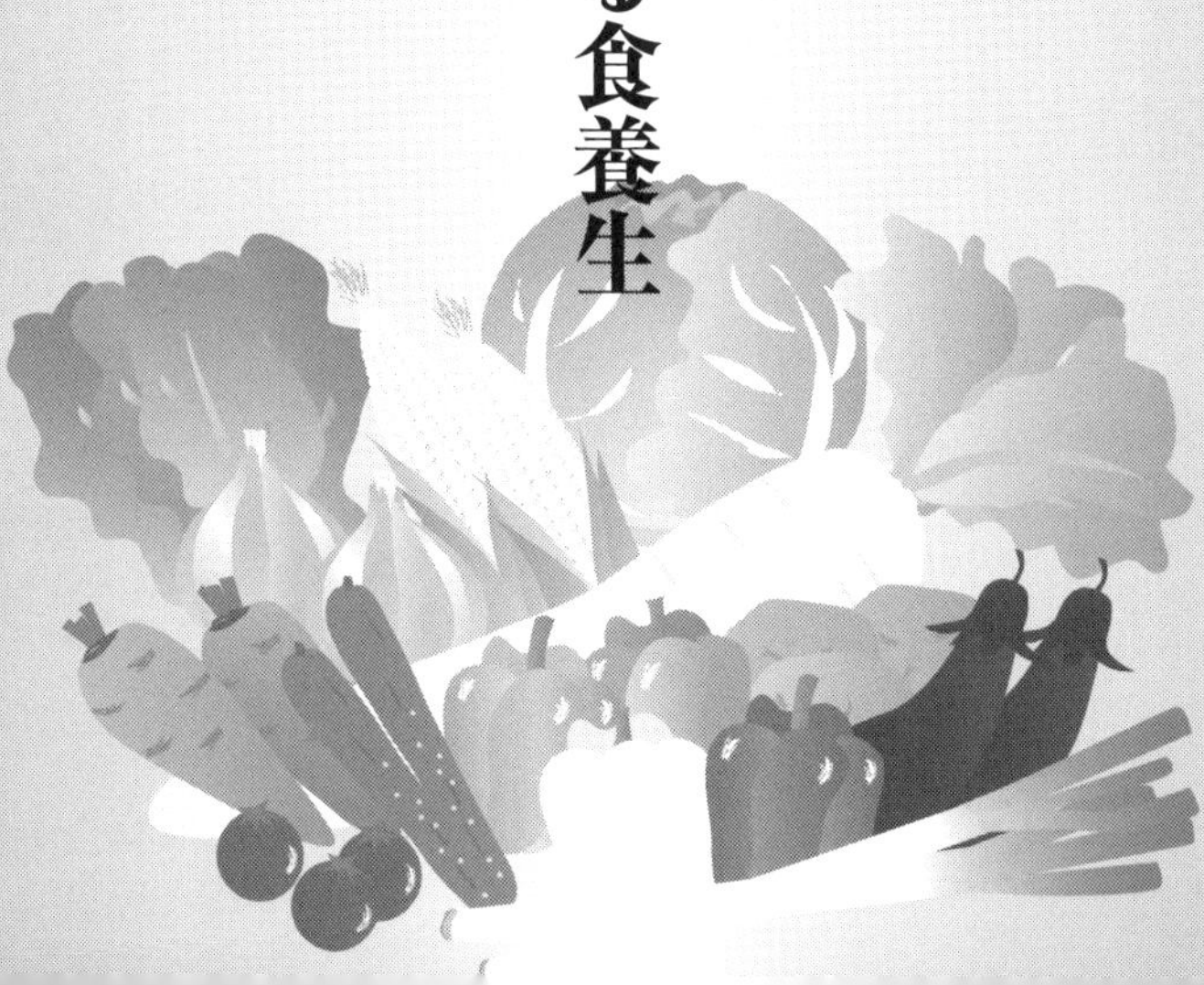

現在、日本で行われている病気治療の方法は、十年一日《いちじつ》のごとく病名診断と投薬です。どんな病気であってもほとんど薬が投与されます。

「病名診断即薬」の図式は、近代になってずっと変わりません。そして、「こうした医療では病気は治らない」というのが結論です。

こう断言すると、医療関係者は目を剝いて反論するでしょうが、その反論に対する私の答えは、第1章の冒頭で書いたように、「日本においては病人が減っていることはなく、高齢者が増えている分だけ医療費がかさんでいる」ことで足りるでしょう。

つまり、「治らない人」は相変わらず治らず、それに新たに病気になる人が加わっている状況なのです。

私はみなさんにそういう現実があることを知っていただくと同時に、食養生の重要性を強く訴えたいと思います。

正しい食養生をすれば、まず病気になることはありません。食物の摂り方だけで健康になり、病気になりにくくなるし、病気になっても治りやすくなるのです。

西洋医療で行われていること

がんの基本的な治療法

西洋医療では「○○がん」と診断したら、その基本的な治療法に基づいて治療が行われます。そこで出てくる治療法とは、①手術、②抗がん剤、③放射線治療、④ホルモン療法……①の手術以外は医薬品などの化学物質による治療です。手術をしても医薬品は必ず投与されます。このようなやり方はマニュアル化されており、がん患者として病院に入院したり通院すれば、患者さん自身は事実上防ぎようも止めようもありません。

医師のすすめる医療は絶対的なものだからです。この四つの治療は、現代ではごく常識の治療法として定着しています。その常識の治療で完治すればよいのですが、実際には決してそんなことはありません。このことは、多くのがん患者治療の実態を見聞きしている読者のみなさんはすでにご存知でしょう。この治療法ではなかなか治らない、ということを。

いわゆる「がんの三大治療（手術、抗がん剤、放射線）」で完治する唯一の治療は、やはり手術しかありません。私は初期の腫瘍切除ならば手術をすすめますが、手術にも問題はいくつもあります。

i 周辺細胞を大きく切除し過ぎた場合には、後々大変なことが起こりやすい

ii 転移がんを手術したら、後々必ず新たながんが何倍にもなって吹き出す

iii 手術後、気をつけないと（悪い食生活を続けていると）再発しやすい

手術はうまくやらないと、i～iiiのような問題が起こります。それでも手術は完治することもある治療法なので容認できる場合もありますが、がん治療の大きな問題は、②抗がん剤と③放射線治療です。

抗がん剤投与でがん細胞の半分は死ぬかも知れませんが、半分近くは耐性（ADGといって次の抗がん剤が無効になる因子）が出てしまい、がん細胞はかえって強くなり、しかも後々がん細胞の大繁殖をまねいてどうしようもなくなるのです。

放射線もまったく同様です。がん細胞の焼却が放射線の役割ですが、細胞が焼け焦げた場合には活性酸素が大量発生し、それが後のがん細胞増殖の要因になるのです。

慢性疾患治療の実態は薬漬け

慢性の病気でも、治療の方法はがん治療と同様です。すべて薬で対処です。それで治れば問題はないのですが、慢性病の完治はまったくといってありませんし、薬の副作用でかえって悪くなり、薬の副作用や後遺症で悲惨なことになりかねません。完治しないどころか、10年経ってからがんになったり、骨粗鬆症になったり難病になったりしかねないのです。こわいのはアルツハイマーになりやすいことです（薬漬けだとアルツハイマーになるリスクが非常に高まる）。

がんのみならず、慢性病でも薬や手術の後遺症は凄まじいのです。病名診断&薬というやり方を「アロパチー」といいます。目先対処という意味です。病気は原因があって起こるのですから、原因を除去しないで治るはずもないのですが、今の医療は原因をまるで考えない医療なのです。

食道がんの完治例

がんは、活性酸素の親分格のヒドロキシルラジカルが体に出て、がん細胞を発生させることで起こるとされます。逆に、ヒドロキシルラジカルを排除すればがんは治るし、がんにならないともいえます。

しかし、体内にはこの悪玉中の悪玉のヒドロキシルラジカルを除去する物質は存在せず、それゆえ、外部からヒドロキシルラジカルを除去する物質を摂り入れるしかありません。けれども、なかなかそういう物質や食品は見当たりませんでした。

一般には水素ガスや水素イオンだけが唯一ヒドロキシルラジカルを除去するとされていましたが、市販ではほとんど理想的なものは存在しませんでした。

ガスの場合は、体に入る頃には水素ガスが抜けてしまい、もはや存在しませんから無効だと考えられていました。水素イオンは外側を何かで取り囲むと抜けないので、上手につくれば効果的なはずです。周りをミネラルで固めたり、水素を閉じ込めて半年以上抜けないようにつくればいいのですが、そういう理想的な水素はなかなか存在しませんでした。

ところが、やっと理想的なものが出現しました。それが私の使っている「水素カプセル」です。あるメーカーに私の指示どおりにつくってもらったものですが、その出来ばえは抜群で、すごい還元力があることが実験で判明しました。これを水の入ったビーカーに入れたら、ブクブクと水素ガスが発生したのです。

このカプセルを飲んだら、胃酸過多での胃痛はすぐ消え（pHが3・8になった）、しばらくしたら眠気が覚め、疲れがあっという間に取れ、コリや痛みも大きく軽減しました。水素の持つ還元力の効果ということがすぐわかりました。

それゆえ、不可能とされたがんの全身転移も、この水素カプセルを飲むことで防ぐことができると思われますが、事実、本当にがんが治る人がどんどん出てきました。

《食道がんの完治例》

79歳の高齢者、食道に2・5センチのがん細胞がありました。2か月後に手術が予定されていました（他の病院において）。

私はこの患者さんに水素を少し多めに投与しました（1日14カプセル）。そして2か月後に病院の手術室に入り、内視鏡で部位確認をしたところ、食道がんは消えていました。その病院の担当医はがんが見あたらないので「今日は手術は止めだ！」といいました。

それから4年経ちますが、がん細胞は存在していません。この水素カプセルは、アトピーでも頭痛でも、胃炎や気管支炎、心臓病、肝臓病、腎臓病など、とにかく何でも効果があります。活性酸素（ヒドロキシルラジカル）が排除されたことによると考えられます。

- 特段の病気のない一般の人であれば、朝2、寝る前2カプセル
- 病気の人は、朝3、夕方3、寝る前に3～4カプセル、
- がんの人は、朝3、午前11時に3、午後3時に3、9時に3、10時に3～4

還元力を持続させる

ヨードチンキ（外用殺菌剤）の溶液に水素カプセルを1個入れると、1秒で写真のように変わります。この水素カプセルの中の粉は何年も漏出しない水素イオンがぎっしりと詰まっています。水素には「水素ガス」と「水素イオン」とがあります。水素ガスは窒素の7分の

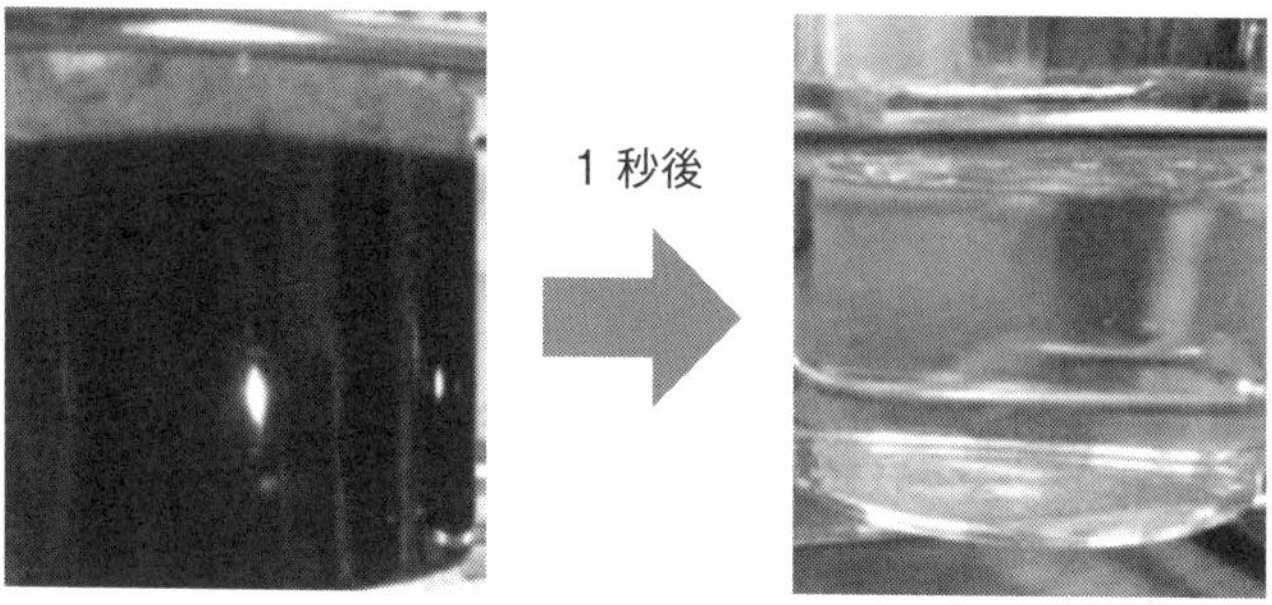

1の軽さなので、すぐに大気中に逃げ出しますが、水素イオンは外をミネラルで固めると1年間は逃げ出しません。

この特別な水素カプセルの中の水素は大気中に逃げ出さないのです。このカプセル内の粉をヨードチンキの溶液の中に入れると、不思議です。1秒もしないうちに還元し、あっという間に透明になります。酸化の反対の還元反応が起こった結果です。

この水素カプセルの還元作用は半端なものではありません。実験ではこの作用は2か月間もずっとこのままでした。そのくらい還元作用が強いのです。

この水素カプセルが体内に入ると、加水分解し、体中を流れている活性酸素（酸化の原因）を取り除きます。特にがんの元凶であるヒドロキシルラジカルを除去します。

がん細胞は活性酸素によってできるので、この特別な水素カプセルの恩恵は計り知れません。実際、信じられない症例がたくさんあります。全身に転移したがんも治ることがあるのです。

類天疱瘡の完治例

●患者：63歳　男性
●病名：類天疱瘡
●症状：2016年、上肢下肢腹部に痛みを覚え近くの医院を受診。初めは「老人性皮膚掻痒症」↓次第に悪化するため大病院皮膚科を受診
●診断と治療：2016年12月に「類天疱瘡」と診断され、ミノマイシン（抗生剤）を投与され、塗り薬はステロイド外用剤（写真①）
●経過：かえって悪化し、妻の病気が悪化したためストレスはピークに達して、症状は最悪の状態になり、全身の痒みで眠れない日々が続く（写真②）

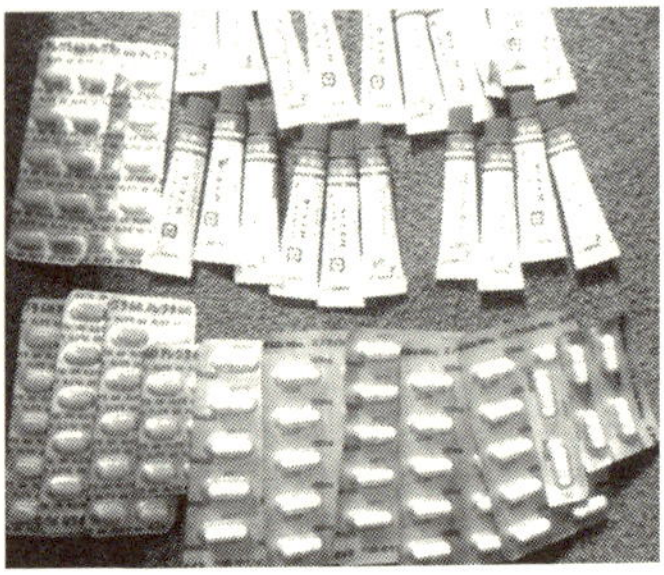
①

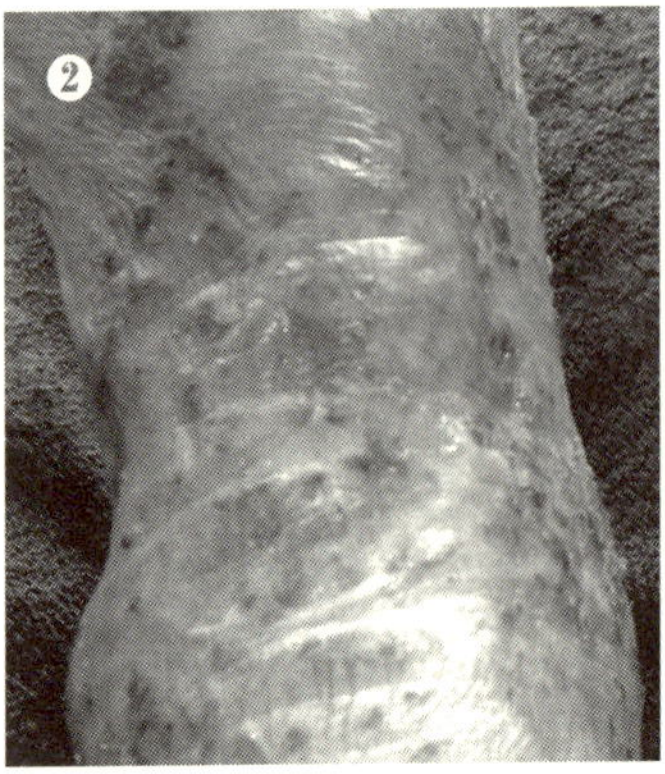
②

この患者さんは2018年6月から始まる「第2期鶴見酵素栄養学セミナー」を受講していました。その前日に鶴見クリニックで診察。

私は「明日からファスティングしましょう」とすすめて、また各種のサプリメントを処方しました。

ファスティングして10日経過しましたが、少しも良くならなかったので私にメールが来ました。

「鶴見先生御侍史

6月3日の治療と翌日のセミナーを受講させて頂きありがとうございました。私の類天疱瘡の経過ですが、現在全身に湿疹が出てきました。顔や体がチリチリしています。痒いので夜中に掻いているようです。

水溶性のものが皮膚からにじみ出ている状態です。左の耳が感染したのか、1・5倍くらいに大きくなっています。半断食は今、C（少量のフルーツ食）をやっていますが好転反応でしょうか？」

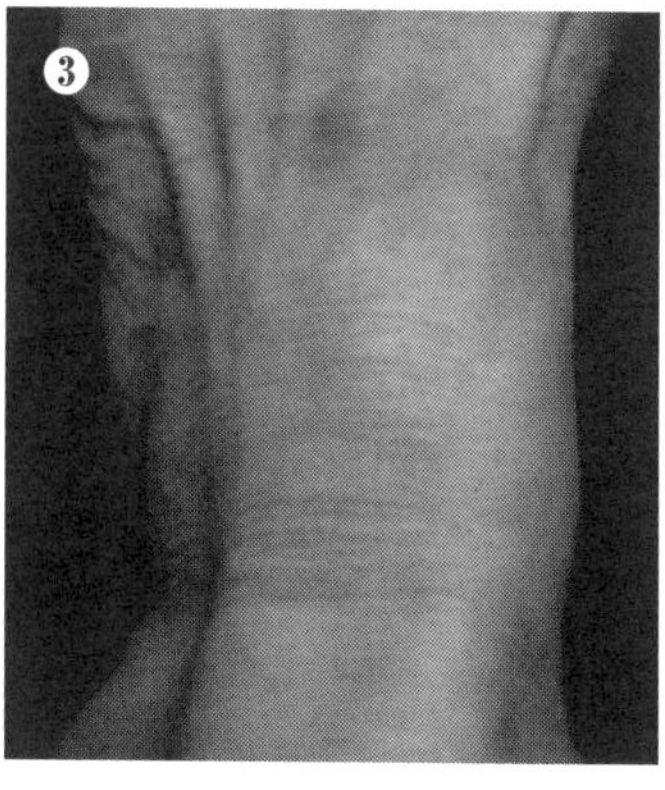

私は次のように答えました。

「間違いなく好転反応です。たったの10日間で結論を出してはいけません。痒みには温湯鉱石入りの入浴でよくなるはずです。頑張ってください」と。

彼はそれに応えてファスティングを頑張りました。半年後、彼は写真③のように見事に完治したのです。

あれから1年。悪いものは食べず、そのお陰でますます体調がよくなりました。

この類天疱瘡の完治例でもわかるとおり、難病の治療に王道などはなく、真の治療法は、ファスティングとヴィーガン食（動物性タンパク質抜き）、温熱とよいサプリメントなどを活用した「食養生」に尽きると思います。

ある常識の嘘を信じた女性の例

ある保育園の園長さん、女性、当時58歳（33年前）。

咳が止まらないとして、私の勤めている病院を受診しました。担当は私です。私の診断は「肺腺がん」。私は薬では治らないとして、食事の重要性を話しました。ただ残念であったのは、今と違って当時は私にしっかりとした科学的根拠や症例が乏しく、説得はできませんでした。

「朝はフルーツのみを食べる」「動物性タンパク質は発がん性が高い」「生野菜はがんに効果的」「牛乳はがんに悪い」とアドバイスしたのですが、ことごとく否定されました。

この人は来院する度に目をつり上げ、機関銃のようにまくし立てて、私に反対に教えようとしました。その園長のセリフをまとめると次のようです。

「私は、きちんと3食しっかり食べていますわ。特に朝に栄養つけないといけないでしょう。これは常識よね。朝はだからたくさん食べますわ。朝フルーツのみはよくないわ。朝こそ体によい物を摂るべきよ。

食事には、大変気をつけていますわ。まず、生は怖いでしょう。だから私は絶対生野菜やお刺身は食べませんの。野菜は煮ると栄養が上がるの、これ常識でしょう。食物繊維も増えますし栄養価も上がりますしね。

それから、タンパク質。特にチーズは発酵食品よ。発酵したものがよいことぐらいあなたでも知っているわよね。発酵食品は体にいいのよ。だから私はチーズは欠かしません。ミルク駄目って、あなたいうけど、カルシウムどこからとるの？　ミルク悪いなんていう人世の中にはいませんことよ。

私、ドイツの友達の影響でハムやベーコンにもはまっていますの。チーズとハムは常識でしょう。それから私はパン党なの。米のご飯って、何か気持ち悪いでしょう。いろいろなパンを代わるがわる食べるのよ。匂いも素敵。やはり、チーズやハムなんかは美味しいし、ハムエッグでもいいわ。そのドイツの友人が言っていましたわ。よいタンパク質は動物性だって。ドイツの学者がそれを見つけ出したのだそうよ。あなたも、栄養学をもっと勉強したほうがいいことね」

こんなことを毎週毎週にこやかな顔で私にレクチャーして帰るのでした。

そのうち、隣の診察室で診察している医師に変更してくれと彼女は病院に申し出ました。意見の合わない私を嫌ったからでしょう。隣の医師とはよほど相性がよかったのか、担当医が代わって彼女は大喜びでした。

彼女は肺腺がん、しばらくして入院となりました。抗がん剤漬けとなり、それから数か月であっという間に亡くなりました。58歳という若さでした。

どんなに親切に本当のことを教えても聞く耳を持たず、固定観念で固まっている人を治すことはできません。彼女が来院する度に毎回私にいっていた内容は笑えません。今でも彼女がいっていることは常識として、これを信じている人はいるのです。

近年、彼女のいっていることは、アメリカで医学的にすべて否定されました。

アメリカの栄養学界では、病気を治す食養生として、第一に酵素、ファイトケミカル、ビタミン、ミネラルの抗酸化栄養素を取り上げているのです。つまり、ローフード（生食）、プラントフード（植物性食物）が重要であるとして、医療の一環として栄養指導しているのです。そして同時に、体に悪い物の排除です。特に動物性タンパク質です。

加えて「パンの害」も指摘しなければなりません。これはプロテニスプレーヤーのジョコヴィッチが実践している「グルテンフリー」で有名になりました。

グルテンは小麦やライ麦に含まれているタンパク質のことです。このグルテンによって病気になる人も少なくないのです。グルテンが体内に入ると、敵の侵入と勘違いして免疫物質が自分の小腸を傷つけてしまうセリアック病や、グルテンを分解・消化する酵素がないために発症するグルテン不耐症などが起こります。さらに小麦やライ麦を原料にしているパンは糖化しています。白米のご飯は糖化していません。

この女性の食物に対する偏見は、彼女自身の病気につながっていました。女性がいうようにハムやチーズがよい食物ならばこんなに早死にしなかったでしょう。

転ばぬ先の杖「予防」の重要性

次に紹介する「ある例」はその見本のようなものですが、病気を防ぐのも病気になるのも食養生次第だということがわかるでしょう。

《ある例》

私の昔からの知り合いの男性は大変な美食家でした。昭和20年生まれ。身長は166センチ、体重は92キログラムと、布袋さんのような肥満体型でした。タバコは1日に20〜30本も吸うヘビースモーカー。8年ほど前に私のクリニックに来ました。私は、彼のあまりの太り方とヘビースモーカーぶりに呆れ果てました。彼は糖尿病と高血圧と脂肪肝を患っていたのです。

それでも初めのうちは私のいうことを聞き入れ、断食と食養生をしっかりやり、抗酸化サプリメントも併用して治療しました。禁煙もしてもらいました。

半年後、体重は71キログラムまで落ち、非常に元気になりました。

ところが、そのうちにまったく来院しなくなりました。よく知っている人でしたので、その後の状況については家族から情報が入ってきました。

断食や食養生などの反動から再びタバコを吸い始めたこと、美食を再開したこと、再び太ったなどなど。数年して会ったら、元の木阿弥。体重はまたまた90キログラムになっていました。しかも、再びヘビースモーカーに。

そして彼はこういっていました。

「私はこれが似合うらしいよ。あまり痩せると貫禄がないとみんなにいわれる」

私は心配していたら、1年も経たないうちに胃がんとなり手術、その後再発して手術。2年後、今度は大腸がんになり、新たに大腸を手術。彼は「転移でなく新たながんでした。うまく切り取れました。今の外科治療はいいね」というのでした。

それから1年後、今度は膵臓がんが発覚。抗がん剤で対処していましたが、1年もしない2017年6月に急死の報らせが届きました。71歳でした。彼は6年の間に、胃がん→大腸がん→膵臓がんと連続して発症し、とうとう命が尽きたのでした。

私のクリニックに来た10年前は、半年間の食養生と禁煙は大変効果的でした。しかし、肉魚好き・野菜嫌いを修正できず、かつヘビースモーカーを止めることはありませんでした。

しかも他院で処方されたクスリはしっかり服用。

これでは病気になる原因のオンパレードで、健康になるどころか病気は悪化して当然かもしれません。あとでわかったことですが、この人は「食事はあまり関係ない」という他院の医師のいうことを信じていたそうです。また、よく人間ドックに行き、「病気を見つけることが何よりも大切」と教わっていて、年がら年中検診を受けていたそうです。

しかし、いくら検診したり人間ドックに行っても病気は治るわけではありません。病気になる原因を追究し、「真の予防」をしなくては病気になるということです。

「プラントリシャン・プロジェクト」での講師の話

「まえがき」でも紹介しましたが、アメリカでは代替医療を実践している医師や食養指導家が大変増えてきました。そのような代替医療の医師らを中心とする4日間のヴィーガン大会（完全ベジタリアンで動物性タンパク質抜きの食事を推奨）が毎年秋にアメリカ・ロサンゼルスで行われています。

2017年9月の大会では、約900人の受講生のうち、医師（MD）が600人強。ここに集まった医師らは、大会での研究発表などを参考にして、自分のクリニックで患者さんにヴィーガン食を含めた食養生を指導しています。

これはすごいことです。日本の現状から見ると羨ましい限りです。

「日本の医療は30年遅れていますね」と松田麻美子先生は会場で私にいいました。

「私は35年も前からヴィーガン指導してきた代替医療家です」と答えましたら、「そんな医師は日本にいない。素晴らしい」と褒められました。

大会での講師陣は約30人。そのうちの一人の女医の話はなかなか参考になります。彼女は10年前に乳がんの肺転移・リンパ節転移で、もって1年半から2年の命と診断されたほどでした。同僚の乳腺外科の女医に彼女は次のようにいわれました。

「一般的には抗がん剤しかないけど、同じ医師同士だからあえていうけど、私は抗がん剤は勧めないわ。耐性を持ちどうしようもなくなるからね。自然にしていたら2年はもつわ」

つまり、いつかは必ず死ぬが、延命するやり方をやりなさいといわれたのです。その場に飛び込んだのが、プラントリシャン・プロジェクトの前段階のメンバー。「ヴィーガンをやる会」の一人でした。その人にいわれたのが、「ファスティング→ヴィーガン食の繰り返しをやるしかない」とのことでした。

彼女は、ファスティング→ヴィーガン食を交互に繰り返してやり、同時に気功や温熱治療を行いました。そうしたら、なんと半年で肺転移は消え、1年後には乳がんすら消えて完治していたのです。彼女の専門は放射線科の医師ですが、そんなことが契機になり、自然のプラントフードに目覚め、それを教える立場になり、前述の大会の講師に選ばれたのです。

彼女はこの10年間、ヴィーガン食に徹して生活してきたといっていました。また、ファスティングとヴィーガン食以外で実施したのはイメージトレーニング、温熱岩盤浴だそうです。現在、私が多くの病気治療でやっている方法とほぼ同じです。

思うに、この女医さんの完治のポイントは、まだ若かったこともあり、思い切って断食を長期間やったことにあるでしょう。ファスティングとヴィーガン食は病気治療の「最高の食養生」といえるでしょう。

松田麻美子先生からのメッセージ

ナチュラル・ハイジーンを日本に紹介したり、『チャイナ・スタディー』の訳者として有名な松田先生から私にメールが届きました。

日本のお医者様の大半は、「正しい食事による栄養摂取と健康」の関係について無知であり、また、最新の科学・栄養学情報を学ぼうという意欲に欠けていることを、私も長年嘆かわしく思っております。アメリカに比べ、雲泥の差があるように思えます。アメリカでは、プラントベース栄養学ヘルスケアに関心を持ち、積極的に学び、投薬や手術を避ける努力をしている医師たちが、近年ますます増えてきているというのに……『The China Study』（邦訳：チャイナ・スタディー）や『Forks Over Knives』（邦訳：食事は医療を超える）に出会ったことがきっかけで、プラントベース栄養学ヘルスケアに関心を持ち、積極的に学び、治療に取り入れている医師のみなさんとお話をするたびに、日本のお医者様方の認識の低さをいやというほど感じさせられてしまいます。

横浜市で産婦人科のクリニックの医師をしている私の友人から最近届いたメールに次のように記されていました。

「昨年も日本産婦人科乳癌研究会や各種婦人科学会、日本ゲノム学会など多くの学会で予防医学がテーマとして取り上げられましたが、『China Study』やT・コリン・キャンベル博士のことをほとんどの医師が知らないことを再認識しました。ましてや「プラントベース＆ホールフード」の話題は皆無の状態です。東大をはじめとする一流大学の疫学研究者の『癌と食事』の研究報告にも『China Study』のことは全く触れることもなく、『乳癌と乳製品』については、『未だ結論が出ていない』程度の報告をしている始末です」

この友人は、私が「ナチュラル・ハイジーン」や『チャイナ・スタディー』をご紹介したことがきっかけで、鶴見先生ほどではありませんが患者さんに「プラントベースでホールフードの食習慣」を推奨しているようです。それにしても医学校では、薬と手術ということを重点的に教え、症状をコントロールするという「マネージケア」に焦点を当てた医療こそ真の医療と思っているのは、悲しいですね。「真のヘルスケア」とはそんなものではなく、そもそも病気にならないように、医師は病気の根本原因について患者さんに教え、患者さんがそれを取り除けるよう手助けすることだと、「ナチュラル・ハイジーン」ではは古くから教えてきました。鶴見先生の治療法は、「ナチュラル・ハイジーン」理論とも通じるところが多々ありますので、先生は本当にすばらしい、理想的なお医者様です。

私は35年も前から病気治療において食事の重要性に気づき、患者さんに食事指導をしてきた医師ですが、日本で食事を中心に指導し治療を行うことの難しさは本当に嫌というほど味わいました。「病名診断即薬処方」という図式に慣らされた患者さんは、私のいう「正しい食養生」や「食養生で病気が治る」ことなど聞く耳すら持たなかったからです。しかし、私が孤軍奮闘していた間、欧米の医師たちは着々と真実を知っていきました。

松田先生は「日本の医療はアメリカより30年も遅れている」と指摘しましたが、まさにそのとおり。日本人は食事の重要さを知らなさ過ぎるのです。私が長年述べてきたことは、ここにきてやっと真実が明らかになったのです。

食養生で病気を防ぐ——その具体例

本書の締めくくりとして、私が現状「最高」と考えている日々の食養生について紹介します。病気治療の場合は、もちろん患者さん一人ひとりの病因や症状にあわせてオーダーメードの食養生になることは当然です。

以下に紹介する食養生は「病気にならない」ことに主眼を置いた、すべての人々の病気予防に有効なものとして実践していただければと思います。年齢・性別、体格や体質によっても個々人違いますので、あくまで成人以上の目安としてとらえてください。朝から元気に動く子どもやスポーツをする少年・少女、また肉体を使う労働者の場合はこの限りでないことをご理解ください。

《現代人のベストの健康食》

○**少食に徹する**

過食は厳禁。60歳以上の高齢者は1日1500キロカロリー前後にし、50歳以下の中高年は1800キロカロリー前後にする。

○**動物性タンパク質（肉、牛乳、チーズ、卵ほか）は禁止か少量にする**

タンパク質は、大豆及び大豆の発酵食品（納豆、豆腐、豆乳、味噌ほか）を主にして、魚は酵素の存在するものか糖化していないものを少量摂る。

○**甘い菓子や単純炭水化物（甘い飲料水含む）は極力避ける**

特に砂糖菓子は禁忌。

○**生食（生のフルーツや生野菜やその生しぼりのジュース）を積極的に摂る**

生食と加熱食の割合は各50％前後に。

○**加熱食は、焼く、炒める、揚げる料理は極力減らし、蒸す、茹でる、煮るにする**

○**海藻や芋、茸、ゴマ、豆を適宜摂る**

○**主食はご飯か日本蕎麦、サツマイモの蒸かしたもの、発芽玄米餅から一つ選ぶ**

海藻やゴボウのササガキや五穀米といった食物繊維の多い物を入れて炊くとよい。

○よい油を摂る

オメガ3油＝フラックス油（亜麻仁油）かエゴマ油はドレッシングにし、サプリメントでは「ドクターアオザ」か「パワーツナ」（まぐろのちから粒）がよい。

○月に2日〜3日は断食する。年に1回1週間程度の断食をしてもよい

○本物の漬け物やキムチ、酢のものを多く摂る

（三鷹市の「うちの米うまいよ」に、質のよい本物の漬け物やキムチがある）

○朝は生野菜とフルーツのミックスジュースか、フルーツ＋大根おろし、キュウリおろしか、大根おろし＋キュウリおろしという生食のみがベスト　※他の食物は不要

○食べてすぐに寝ない（2時間は起きているのが望ましい）

○日光浴は1日必ず20分以上する（外に出ているだけでよい）

ビタミンDを摂取できるほか、セロトニン効果、一酸化窒素効果がある。

○ウォーキングは1日30分以上する

ミルキングアクション効果。ただし、足の悪い人は日光浴だけでオーケー。

○毎日1〜2回、大量に大便を出すことを目標にする

2日に1回しか出ない人は加速度的に腐敗菌が増大する。毎日2回出すためには、細切り寒天やキクラゲを、味噌汁やご飯を炊く時に2グラムずつ入れる。ご飯は、牛

蒡のささがきや黒キクラゲ、干し椎茸、ワカメ、昆布、梅干しも入れて炊く。
○質のよいサプリメントを摂る
酵素、水素、乳酸菌、繊維、ＤＨＡ剤などのサプリメントを摂る。ただし、質のよい本物でなければ話にならない。
○よく噛む
○入浴は、セラミックかホルミシス鉱石などを入れて長く浸かる
○夜食は厳禁
空腹でどうしても我慢できないならフルーツかトマトかキュウリを食す。
○西洋薬は極力飲まないようにする
○深呼吸する
吐けば吸える。30秒吐き、10秒吸うことを繰り返す。
○つまらぬことは想念から消す
忘れるのは強い力。
○言葉遣いに気をつける
常に格調高い言葉で人と接する。悪い言葉は使わない。
○1日1回は、自分の守護霊様に感謝する時間をとる

守護霊は何でもよい。ご先祖様でも、信じる神様でも、宇宙の創造主でもよい。「神々によって生かされている」ことに感謝する。

現実問題として、現代人はフルーツと生野菜のみでは生きにくいと思います。この1万年来の加熱食によって、遺伝子は多少加熱食に適するように変わってきたと考えられるからです。たしかにフルーツ、生野菜の力は計り知れませんが、エネルギー源としては加熱食にかないません。

米を炊くことが始まって約1万年。パンを焼くようになって8000年、人間は米や麦というエネルギー源を手にしました。特に日本人にとっては米を炊いて食べることはやはり大変な力となるのです。

したがって、日本人の主食はご飯です。これにおかずとして、加熱食であれば、煮る、蒸す、茹でる調理にして、加えて大豆及び大豆発酵食品などは最良のタンパク源になりますし、糠漬け、キムチなど乳酸菌が大量に含まれている食品を摂ることも大切です。

なお、食養生で大切な断食・半断食の具体的な方法については、紙数の都合で本書では割愛させていただきましたが、2017年に出版した『食物養生大全』（評言社）に詳しく掲載していますので、こちらを参考にしていただければと思います。

あとがき

本書で私は、さまざまな角度から人間の食性を見つめ直して、人間が本質的に必要な食性を考察しました。医師がこのようなアプローチで「人間は何を食べると健康になり長寿になるのか」を追究することはあまりないのかもしれません。本書は医学専門の本でもないし栄養学の本でもありません。まさに「食養生」について書かれたものです。

食養生については、貝原益軒や桜沢如一をはじめ多くの先人食養家がこれまでに持論を展開していますし、その中には現代でも通用する素晴らしいものがたくさんあります。私はそれらからも随分学び、そして実践してきました。医療現場でのその成果は目を見張るものがあり、私のこの35年間の医療は「食養生による医療」といってよいでしょう。しかし、日本の医療界はまだまだ西洋医療が盤石に存在していて、それに少しでも異を唱える医師は「異端児」としか評価されません。

そうした中で〝肉食中心の不健康国家〟といわれたアメリカでは、1977年のマクガバン報告以来、栄養と医療の見直しが始まりました。その結果、次から次へと科学的検証とともに真実が明らかになってきました。その内容の一部は本書でも取り上げています。

序章でも解説しましたが、中国発の「医食同源」、日本発の「食物養生法」、そして欧米発の「ナチュラル・ハイジーン」は、「宇宙の法則」に照らし合わせると、軌を一にしていて、ほぼこの法則に沿っている考え方です。

私は人も動物も地球もそして宇宙さえも神の産物だと思っています。それゆえ神の法則というものが必ずあると思っていますが、それが宇宙の法則でしょう。宇宙の法則にしたがえば、「原因と結果の法則」や「陰陽の法則」「エントロピーの法則」「循環の法則」などの諸法則が絶対法則として存在してきます。人間は宇宙の法則をはじめこれらの法則から逸脱したら健康にはなれません。

今の西洋医療は、これらの法則を逸脱して、表面に現れた症状への対症療法に終始します。それゆえ病気は根治することはなく、かえって悪化することが多いのです。医学や生理学、あるいはすべての科学は人間を幸福にすることにおいては重要な存在ですが、宇宙の法則を逸れて人間を幸福にすることはできません。

最後に、私が考える死生観について述べます。

人間はどんなに長生きをしたってせいぜい100歳でしょう。「120歳まで生きられる」ということが書いてある本も見かけますが、それは希有な例であって一般的なレベルではありません。またそんなに長く生きる必要もありません。大切なことは、生きている間の「生き様」「生き方」ではないでしょうか。

人間は100歳まで呆けずに健康に生活し、死ぬ時はそれこそ枯れ木が朽ちて落ちるようにコトリと死ねば理想なのではないでしょうか。

私は、長寿者はただ単に長生きすればいいとは考えていません。長寿であることには意味があると思っています。その意味は、おそらく「人々に何らかのことを伝授する使命がある」からではないでしょうか。

私はそう思っています。

もちろん短命者でも、その短い人生でやり尽くした人もいるでしょう。偉人の中にも短命者は少なくありません。そういう人の寿命は短くても人類への貢献度は大変なものです。ただ、一般人で偉人のような才能がなくても、人類への貢献は十分可能です。

「そこに居るだけで癒される」という波長の老人は、その癒しの波長そのものが近隣の人々をはじめ人類への貢献なのです。

つまり、健康長寿者の長寿の意味は「人類への貢献」ではないでしょうか。

さて、その意味から、老人は大きく次の二つに分かれると思います。

ⅰ　よい魂が前面に出た老人……人類への貢献度高い、無欲、長寿
ⅱ　よい魂がまるで出ない老人……人類への貢献度低い、欲望強い、比較的短命

ⅰの場合は、何らかの業績を世に残していなくても高い魂としてあの世では評価されます。こういう人は、若い時はともかく、歳をとるにしたがって神に近くなっていきます。何らかの大仕事や大事業をしていてもしていなくてもです。よい魂の人の晩年は素晴らしいものです。ⅱの場合は、死ぬまで欲だらけで自己中心的な人は長寿にもなりにくいものです。

読者の皆さまには、よい魂で長生きして、人々に貢献する人生を送っていただきたいと願っております。

著者

《著者略歴》

鶴見 隆史（Dr. Takafumi Tsurumi）

医療法人社団森愛会 鶴見クリニック理事長

1948年石川県生まれ。金沢医科大学医学部卒業後、浜松医科大学にて研修勤務。東洋医学、鍼灸、筋診断法、食養生などを研究。西洋医学と東洋医学を融合させた医療を実践。米ヒューストンでディッキー・ヒューラ博士などから酵素栄養学を学ぶ。

病気の大きな原因は「食生活」にあるとして、酵素栄養学に基づくファスティングや機能性食品をミックスさせた独自の医療で、がんや難病・慢性病の治療に取り組み、多くの患者の命を救う。

著書『酵素の謎』（祥伝社）、『酵素がつくる腸免疫力』（大和書房）、『朝だけ断食で9割の不調が消える』（学研プラス）、『正しい玄米食、危ない玄米食』（かざひの文庫）、『食物養生大全』『3days断食』（小社刊）ほか多数。

世界の医師が注目する最高の食養生

2018年 11月 15日　初版　第1刷　発行
2023年 10月 5日　　　　第2刷　発行

著　者　鶴見 隆史
発行者　安田 喜根
発行所　株式会社 評言社
東京都千代田区神田小川町2-3-13 M&Cビル3F（〒101-0052）
TEL. 03-5280-2550（代表） FAX. 03-5280-2560
https://hyogensha.co.jp
印刷　中央精版印刷㈱

ISBN978-4-8282-0700-1 C0077